人体解剖学

RENTI JIEPOUXUE LILUN YU FENXI

理论与分析

◎田 耕 / 著

四川大学出版社

责任编辑:段悟吾
责任校对:唐　飞
封面设计:陈　勇
责任印制:王　炜

图书在版编目(CIP)数据

人体解剖学理论与分析 / 田耕著. —成都：四川
大学出版社，2018.3
ISBN 978-7-5690-1684-0

Ⅰ.①人…　Ⅱ.①田…　Ⅲ.①人体解剖学
Ⅳ.①R322

中国版本图书馆 CIP 数据核字（2018）第 067990 号

书名	人体解剖学理论与分析
著　者	田　耕
出　版	四川大学出版社
地　址	成都市一环路南一段 24 号 (610065)
发　行	四川大学出版社
书　号	ISBN 978-7-5690-1684-0
印　刷	成都金龙印务有限责任公司
成品尺寸	170 mm×240 mm
印　张	12
字　数	228 千字
版　次	2018 年 7 月第 1 版
印　次	2018 年 7 月第 1 次印刷
定　价	58.00 元

◆读者邮购本书,请与本社发行科联系。
　电话:(028)85408408/(028)85401670/
　(028)85408023　邮政编码:610065
◆本社图书如有印装质量问题,请
　寄回出版社调换。
◆网址:http://www.scupress.net

前　言

　　人体解剖学是一门研究人体正常形态结构的科学，属于生物学中形态学的范畴。人体解剖学和医学各科有着密切的联系，是一门重要的医学基础课。

　　医学研究的对象是人，只有在充分认识正常人体形态、结构的基础上，才能正确地理解人体的生理功能和病理现象，才能判断人体的正常与异常，区别生理状态与病理状态，才能准确地诊断和治疗疾病。因此，人体解剖学在医学中具有重要的地位。学习人体解剖学可以为学习其他基础医学和临床医学奠定必要的形态学基础，同时为继承和发扬祖国医药学创造一定的条件。

　　本书共六章。第一章绪论，主要阐述人体解剖学的发展简史、人体解剖学的概念及分科、人体解剖学的学习方法、人体解剖学的常用方位术语及人体切面术语，以及变异与畸形；第二章运动系统分析，主要阐述骨学、关节学、肌学的相关内容；第三章内脏学分析，主要阐述消化系统、呼吸系统、泌尿系统、生殖系统的相关内容；第四章脉管系统分析，主要研究心血管系统、淋巴系统；第五章神经系统分析，主要阐释中枢神经系统、周围神经系统、神经系统的传导通路；第六章内分泌系统分析，主要对甲状腺、甲状旁腺、肾上腺、垂体进行研究。

　　本书在撰写过程中参考了大量有价值的文献与资料，从中吸取了许多宝贵的经验，在此向这些文献的作者表示衷心的感谢。由于作者的学识和水平有限，书中疏漏和不妥之处在所难免，恳请专家和读者批评指正。

作者
2018 年 1 月

目　　录

第一章 绪论

人体解剖学是一门研究正常人体形态结构的科学,其目的在于理解和掌握人体各系统和器官的位置、毗邻和形态结构,为学习其他基础医学和临床医学课程奠定基础。本章主要阐述人体解剖学的发展简史、人体解剖学的概念及分科、人体解剖学的学习方法、人体解剖学的常用方位术语及人体切面术语,以及变异与畸形。

第一节 人体解剖学总述

一、人体解剖学的发展简史

解剖学的发展与其他自然科学的发展一样,都经历过唯物论与唯心论的激烈斗争过程。

在古希腊时代(公元前 500—前 300 年),希波克拉底(Hippocrates,公元前 460 年—前 370 年)和亚里士多德(Aristotles,公元前 384 年—前 332 年)已进行过动物解剖研究,并著有专著。

加伦(Galen,130—201 年)是古罗马著名的医生和解剖学家。他编写了解剖学论著《医经》,这部著作当时被视为权威医著。书中有许多解剖学资料,如认为血管内运行的是血液而不是空气,神经是按区分布的等,但其资料主要是来自动物解剖,与人体解剖相差较多。由于当时宗教的严酷统治,禁止解剖人体,致使人体解剖学与其他学科一样,未能顺利发展,

随着西欧文艺复兴(15 世纪)的开始,各种科学都有蓬勃的发展,人体解剖学也有了相应的进步。维萨里(Vesalius,1514—1564 年)是现代人体解剖学的创始人。他冒着受宗教迫害的危险,亲自解剖过许多人体,著有《人体构造》一书,共七

卷,纠正了加伦和前人的许多错误,为医学的新发展开辟了道路。自此以后,哈维(Harvey,1578—1657 年)发现了血液循环,为生理学从解剖学中划分出去开辟了道路。马尔比基(Malpighi,1628—1694 年)研究了动物、植物的微细结构,从而创建了组织学。19 世纪,施旺(Schwann)和施莱登(Schleiden)创立了细胞学。至 19 世纪末,结合临床医学的发展,人体解剖学的研究也达到了极盛时代。恩格斯评价说:"没有解剖学就没有医学。"由此可见,解剖学在医学中的地位是何等重要。

进入 20 世纪,科学的发展又促进了解剖学研究的深入。随着胸外科、脑外科、肝外科及各种内脏外科手术的开展,器官内血管和管道等解剖学的研究也有了发展;电脑 X 线断层扫描图(Computed Tomographjy,CT)、磁共振 CT(NMBCT)、正电子 CT 和超声 CT 等先进科学技术的应用,又促进了断面(图像)解剖学的进步;随着血管、神经缝合术的提高,以及显微外科的开展,于是有了显微外科解剖学的建立。近数十年来,由于各种边缘学科的建立和新技术的发展,解剖学等形态学的研究也有走向综合性学科研究的趋势,那种纯形态学研究的情况正在发生改变。

解剖学在我国的发展,经历过一个漫长的历史时期。历史上有关人体解剖学的记载,最早还是出现在我们的中医学。早在春秋战国时代(公元前 500 年),我国第一部医学经典著作《黄帝内经》中就有关于人体解剖学知识的广泛记载。《内经》中提到"若夫八尺之士,皮肉在此,外可度量切循而得之,其死可解剖而视之,其脏之坚脆,腑之大小,谷之多少,脉之长短……皆有大数"。当时已明确提出"解剖"一词,并载有关于内脏器官的形态、位置、大小、容积、质量等调查数据。书中已有心、肝、脾、肺、肾、胃、大肠、小肠等脏器名称,为我国现代解剖学和医学所沿用。这些资料说明,我们的祖先是从事过实地解剖、测量研究的,根据目前所知的资料看,这是世界上最早的人体解剖学。

此外,汉代的华佗已使用酒服麻沸散来麻醉,为病者进行腹部手术;宋代王惟一铸造的铜人,是历史上最早创造的人体模型;宋代宋慈所著的《洗冤录》,对人体的骨骼做了比较正确的绘图和描述;清代名医王清任曾亲自到义冢做过尸体观察,并著有《医林改错》一书,改正了古代医书上对人体解剖记载的某些错误。这些都说明我们的祖先对医学做出了巨大贡献,也在解剖上积累了不少经验。但由于封建社会长期的束缚,解剖学没有得到应有的发展。

19 世纪后,我国的现代解剖学才逐步发展起来。中华人民共和国成立之前,我国的解剖学工作者仅有自西欧传入我国的百余人;中华人民共和国成立以后,我国的医学事业取得了飞跃式的发展,解剖学工作者的队伍迅速发展壮大,而且各医学院校都有了成套的教学设备、标本、模型和图谱,还编写了我国自己的解剖学教材及专著,更新了科研设备,改善了科研条件,取得了丰硕科研成果,并在组织学、组织化学、超微结构学、神经解剖学、免疫组织化学以及神经培养学、神经生物学、分子生物学、细胞学、基因工程学、生物力学等方面均取得了许多成果。

我国中医院校的解剖工作者在针刺麻醉、经络研究等方面取得了丰硕的成果,并在经穴断面解剖、经穴层次解剖、穴位神经解剖、经穴 CT 扫描图像解剖学、经穴立体构筑、经穴显微结构、经穴结构电脑图像三维重建、穴位三维结构数字化虚拟人、经穴形态多媒体系列、中医经穴医学工程学等方面开展了大量的工作,出版了一系列专著,编写出版了有关针灸腧穴解剖学、推拿应用解剖学、实用骨伤外科解剖学、中医应用局部解剖学等具有中医特色的新型系列解剖学教材,为不同中医专业开设了相应的实用解剖学课程;在研究方法上,采用组化、免疫组化、组织培养、HRP 酶标技术、放射性核素示踪、透射电镜、扫描电镜、冰冻蚀刻以及电生理、神经生化、微量元素、生物发光、医用图形图像三维重建、电脑多媒体等新技术,从多方面阐明穴位等的形态结构,丰富了中医应用解剖学的内容,为中医学现代化做出了成绩。现在,广大解剖学工作者正在为提高我国的医学科学水平而努力,在实现祖国的社会主义现代化伟大事业中做出自己应有的贡献。

二、人体解剖学的概念及分科

(一)人体解剖学的概念

人体解剖学(human anatomy)是一门研究正常人体形态和结构的科学,隶属于生物科学的形态学范畴。它与医学各科有着密切的联系,是一门重要的医学基础课程。只有在充分认识人体形态和结构的基础上,才能正确理解人的生理现象和病理过程,否则就无法判断人体的正常与异常,区别生理与病理状态,更不能对疾病进行正确的诊断和治疗。

(二)人体解剖学的分科

人体解剖学是一门古老的学科,一般以持刀切割尸体、凭借肉眼观察的方法来研究人体形态结构,又称大体解剖学。按其研究和叙述方法的不同,人体解剖学通常分为系统解剖学、局部解剖学等。

系统解剖学是指按照人体功能系统(如消化系统、泌尿系统、呼吸系统等)来阐述各器官形态结构的科学。局部解剖学则是指按照人体的部位,由浅入深地描述各局部组成结构的形态及毗邻关系的科学。

　　根据研究的角度、手段和目的不同,人体解剖学又可分出若干类:与外科手术有密切联系的解剖学称为外科解剖学;运用 X 线摄影技术研究人体形态结构的解剖学称为 X 线解剖学;研究人体各局部或器官横断面形态结构的解剖学称为断层解剖学;以研究个体生长发育、年龄变化为特征的解剖学称为成长解剖学;以分析研究运动器官的形态结构、提高体育运动效果为目的解剖学称为运动解剖学;以研究人体外形轮廓和结构比例,为绘画造型打基础的解剖学称为艺术解剖学;等等。

第二节　人体解剖学的学习方法

　　人体解剖学各分支学科的学习方法既有共性,又有各自不同的特点,只有掌握了它们的特点,遵循各自的学习方法,才能取得好的学习效果。

一、系统解剖学学习方法

　　①形态与功能相依存的观点;②局部与整体统一的观点;③理论与实际相结合的观点,特别要强调实践第一的观点。在学习中,学会将教材、标本、图谱和多媒体软件有机地结合起来,以达到正确、全面、快速认识和记忆人体形态结构的目的。

二、局部解剖学学习方法

　　①以系统解剖学为基础;②局部与整体相结合,每一个局部均是整体不可分割的一部分,应从整体的角度来理解局部,从局部出发建立整体;③理论与实际结合,在学好理论的基础上,尽可能多地观察标本,在心中来建立起标本的立体形象。

三、断层解剖学学习方法

　　①欲学断层,先修整体:即必须在掌握坚实的系统解剖学和局部解剖学基础上,才能学好断层解剖学。②整体与断层相结合,培养断层解剖思维:人是统一的整体,每一个断层均是整体不可分割的一部分。应从整体的角度来理解断层,从断层出发来重塑整体,即建立“从整体到断层,再由断层回到整体”的断层解剖思维,切忌从断层到断层的错误学习方法。③标本与影像相结合,完成从尸体向活体的

过渡：断层解剖学学习方法不能从标本到标本（缺乏实用性），也不能从影像到影像（缺乏形态基础），而应从实物到影像（基础与临床结合）。

第三节 人体解剖学的常用方位术语及 人体切面术语

一、人体解剖学的常用方位术语

在人体解剖学中，以统一的人体解剖学姿势为准，规定了如图 1-1 所示的方位术语。

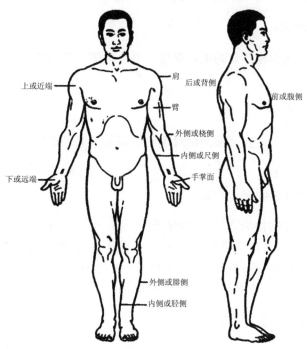

上或近端

肩

后或背侧

臂

前或腹侧

外侧或桡侧

内侧或尺侧

下或远端

手掌面

外侧或腓侧

内侧或胫侧

图 1-1　人体解剖学常用方位术语

（一）上和下

上和下是描述器官或结构距头或足的相对远近关系的术语。近头者为上,近足者为下。

（二）前和后

前和后是描述器官或结构距身体前面或后面的相对远近关系的术语。近腹者为前,也称腹侧;近背者为后,也称背侧。

（三）内侧和外侧

内侧和外侧是描述器官或结构距人体正中矢状面的相对远近关系的术语。近正中矢状切面者为内侧,远离正中矢状切面者为外侧。

（四）内和外

内和外是描述空腔器官的相互位置关系的术语。近内腔者为内,远离内腔者为外。

（五）浅和深

浅和深是描述与皮肤表面的相对距离关系的术语。近皮肤者为浅,远离皮肤者为深。

（六）四肢结构的方位

在描述四肢各结构的方位时,以接近躯干的一端为近侧,远离躯干的一端为远侧。在前臂,因为桡骨位于前臂的外侧,尺骨位于前臂的内侧,所以前臂的外侧又称桡侧,其内侧又称尺侧;在小腿,因为腓骨位于小腿的外侧,胫骨位于小腿的内侧,所以小腿的外侧又称腓侧,其内侧又称胫侧。

二、人体切面术语

人体的轴和面是描述人体器官形态尤其是叙述关节运动时的常用术语(图1-2)。

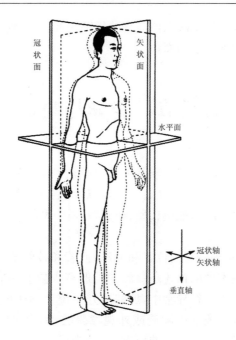

图 1-2　人体的轴和面

（一）轴

根据解剖学标准姿势，设计出人体相互垂直的 3 个轴，以此来描述关节的运动方式。

（1）矢状轴。呈前后方向与地面平行的轴，躯干沿此轴可侧屈，肢体沿此轴可做内收和外展运动。

（2）冠状轴。呈左右方向与地面平行的轴，沿此轴可做前屈和后伸运动。

（3）垂直轴。呈上下方向与地面垂直的轴，沿此轴可做旋转（旋内、旋外）运动。

（二）面

在标准姿势条件下，分割人体时有 3 个相互垂直的切面。

（1）矢状面。呈前后方向纵行切开人体，得到的左、右两个纵切面。通过人体正中的矢状面称为正中矢状面，它将人体分成左右相等的两半。

（2）冠状面（额状面）。呈左右方向纵行切开人体，得到的前、后两个纵切面。

（3）水平面（横切面）。与地面平行切开人体，得到的上、下两个平面。

在描述器官的切面时,则应以该器官的长轴为准,与长轴平行的切面称为纵切面,与长轴垂直的切面称为横切面。

第四节　变异与畸形

人体结构虽然基本相同,但由于受遗传、环境、社会、营养、职业和体育锻炼等因素的影响,每个人身体的大小、高矮、胖瘦,以及脏器的形态位置等都有差别,这些差别可综合为不同的体型,如瘦长型、矮胖型、适中型等,体型的差异一般都属于正常情况而不视为病态。

在解剖过程中可见到器官的位置和形态,血管和神经的分支、分布、行程等有多种形式,大多数与书本中的描述是一致的。但有少数或一部分会出现与正常不同的现象,一般称为异常。在异常中,那些离开了统计学所描述的正常范围,但差异无统计学意义,也未造成功能障碍或外观障碍的,称为变异(variation);那些离正常范围太远,与正常呈显著不同的形态,其外观形态结构不但发生了改变,而且严重影响了正常机能的,称为畸形(malformation)。

第二章　运动系统分析

运动系统包括骨、骨连结(关节)和肌肉 3 个系统。骨通过骨连结构成人体支架,肌肉跨越关节附着于骨,在神经支配下,肌肉收缩牵动骨运动。因此,肌肉是运动的动力,关节是运动的枢纽,骨是运动的杠杆。本章主要研究骨学、关节学和肌学。

第一节　骨学

一、躯干骨

(一)椎骨

椎骨包括 24 块椎骨、1 块骶骨、1 块尾骨、1 块胸骨和 12 对肋。它们分别参与脊柱、骨性胸廓和骨盆的构成。

(1)幼年时人的椎骨有 32 或 33 块,其中颈椎 7 块,胸椎 12 块,腰椎 5 块,骶椎 5 块,尾椎 3～4 块。成年后 5 块骶椎之间的软骨连结逐渐骨化成为骨性结合,最后相互融合成为骶骨,3～4 块尾椎以相同的方式融合为尾骨。

(2)椎骨的一般形态如图 2-1 所示。椎骨由前方短圆柱形的椎体和后方板状的椎弓组成。

①椎体。椎骨负重的主要部分,内部充满松质,表面密质较薄,上下面皆粗糙,借椎间盘与邻近椎骨相接。椎体后面微凹陷,与椎弓共同围成椎孔。各椎孔上、下重叠相通,构成椎管,容纳脊髓。

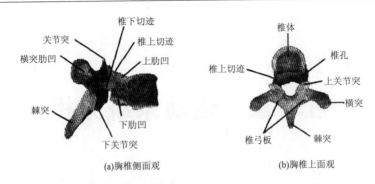

(a)胸椎侧面观　　　　　　　(b)胸椎上面观

图 2-1　胸椎

②椎弓。椎弓由弓形骨板及其多个突起共同构成。紧连椎体的缩窄部分称为椎弓根。椎弓根的上、下缘分别是椎上、下切迹。相邻椎骨的椎上、下切迹共同围成椎间孔,有脊神经和血管通过。两侧椎弓根向后内扩展变宽,称为椎弓板,在中线会合。由椎弓发出 7 个突起:

a.棘突。1 个,伸向后方或后下方,尖端可在体表扪到。

b.横突。1 对,伸向两侧。棘突和横突都是肌和韧带的附着处。

c.关节突。2 对,在椎弓根与椎弓板结合处分别向上、下方突起,即上关节突和下关节突,相邻关节突构成关节突关节。

(3)各部椎骨的主要特征。

①颈椎(图 2-2)。颈椎椎体较小,横断面呈椭圆形。第 3～7 颈椎体上面侧缘向上突起称为椎体钩。椎体钩若与上位椎体的下面两侧唇缘相接,则形成钩椎关节(Luschka 关节);如过度增生肥大,可使椎间孔狭窄,压迫脊神经产生症状,为颈椎病。椎孔较大,呈三角形。横突有孔称为横突孔,有椎动脉和椎静脉通过。第 2～6 颈椎的棘突较短,末端分叉。

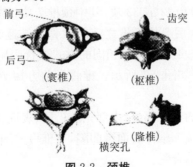

(寰椎)　　　　　　(枢椎)

(隆椎)

图 2-2　颈椎

第 1 颈椎(寰椎)呈环状,由前弓、后弓及侧块组成。前弓较短,后面正中有齿突凹,与枢椎的齿突相关节。侧块连接前后两弓的两端,上面各有一椭圆形关节面,与枕髁相关节;下面有圆形关节面与枢椎上关节面相关节。后弓较长,上面有横行的椎动脉沟,有椎动脉通过。

第 2 颈椎(枢椎)椎体向上伸出齿突,与寰椎齿突凹相关节。

第 7 颈椎(隆椎)棘突特别长,末端不分叉,活体易于触及,常作为计数椎骨序数的标志。

②胸椎(图 2-1)。胸椎椎体后外侧有半圆形的上、下肋凹,与肋骨头相关节。横突末端前面有横突肋凹,与肋结节相关节。棘突长而斜向后下方,呈叠瓦状排列。

③腰椎(图 2-3)。腰椎椎体粗壮,横断面呈肾形。椎孔呈卵圆形或三角形。上、下关节突粗大,关节面呈矢状位,棘突宽短,呈板状,水平伸向后方。各棘突间的间隙较宽,临床上可于第 3～4 或第 4～5 腰椎棘突间隙,做腰椎穿刺术(腰穿、腰麻)。

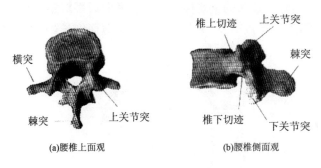

(a)腰椎上面观　　　　　　　　(b)腰椎侧面观

图 2-3　腰椎

④骶骨(图 2-4)。骶骨由 5 块骶椎长合而成,呈三角形,底向上,尖向下,盆面(前面)凹陷且光滑,上缘中分向前隆凸称为岬。该面有 4 对骶前孔,有骶神经前支及血管出入。后面粗糙隆凸,正中线上有骶正中嵴,嵴外侧有 4 对骶后孔,是骶神经后支及血管出入处。骶管上通椎管,下端敞开形成的裂孔称为骶管裂孔,裂孔两侧有向下突出的骶角,骶管麻醉常以骶角为标志。骶骨外侧部上宽下窄,上份有耳状面,与髋骨的耳状面构成骶髂关节,耳状面后方骨面凹凸不平,称为骶粗隆。

⑤尾骨。尾骨由 3～4 块退化的尾椎接合而成。上接骶骨,下端游离为尾骨尖。

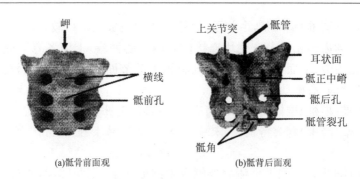

(a)骶骨前面观　　　　　　(b)骶骨后面观

图 2-4　骶骨

（二）胸骨

胸骨位于胸前壁正中，自上而下由胸骨柄、胸骨体和剑突 3 部分组成（图 2-5）。胸骨柄上宽下窄。其上缘中部微凹，称为颈静脉切迹。外侧有锁切迹与锁骨相连接。胸骨柄和胸骨体连接处微向前凸，形成骨性隆起，称为胸骨角。它可在体表扪及，与第 2 肋平对，是计数肋的重要标志。胸骨角向后平对第 4 胸椎体下缘。胸骨体呈长方形扁骨，外侧缘接第 2～7 肋软骨。剑突薄而细长，末端游离。

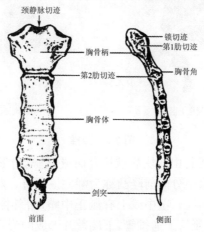

图 2-5　胸骨

（三）肋

肋由肋骨和肋软骨构成（图 2-6），共 12 对。上 7 对肋的前端借肋软骨直接与胸骨相连，称为真肋；第 8～10 对肋的肋软骨依次连于上位肋软骨形成肋弓，称为假肋；第 11～12 对肋游离于腹肌间，称为浮肋。

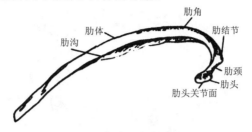

图 2-6　肋

（1）肋骨。肋骨呈弓形，分前、后两端和肋体 3 部分。前端稍宽，接肋软骨。中部称为肋体，分内、外两面和上、下两缘。其内面近下缘处有肋沟，肋间血管和神经沿此沟走行。肋体的后部急转处称为肋角。后端膨大称为肋头，与胸椎肋凹相关节；肋头向外变细，称为肋颈，肋颈与肋体交界处称为肋结节，与横突肋凹相关节。

第 1 肋骨扁宽而短，分上下两面和内外两缘，无肋角和肋沟。

（2）肋软骨。肋软骨位于各肋前端，由透明软骨构成，终生不骨化。

二、颅骨

颅骨（cranial bones）共 23 块（6 块听小骨未计在内）。颅骨可分为后上方的脑颅骨和前下部的面颅骨（图 2-7、图 2-8）。

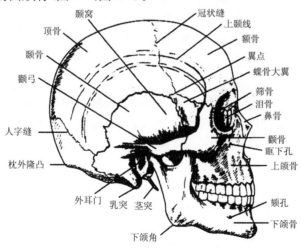

图 2-7　颅骨（右侧面）

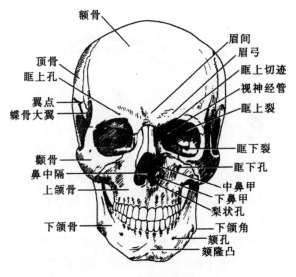

图 2-8　颅骨(前面)

(一)脑颅骨

脑颅骨由 8 块脑颅组成,其中不成对的有额骨、筛骨、蝶骨和枕骨,成对的有颞骨和顶骨。它们共同构成颅腔。颅腔的顶是穹隆形的颅盖,由额骨、顶骨和枕骨构成。颅腔的底由中部的蝶骨、后方的枕骨、两侧的颞骨、前方的额骨和筛骨构成。筛骨只有一小部分参与构成脑颅,其余参与构成面颅。

(二)面颅骨

面颅骨有 15 块,构成面部的支架,围成眶、鼻腔和口腔的骨性部分,包括上颌骨、腭骨、鼻骨、颧骨、泪骨、下鼻甲各一对,舌骨、犁骨、下颌骨各一块。

1.下颌骨

下颌骨呈蹄铁形,分一体和两支(图 2-9),中部为下颌体,两侧为下颌支,二者相交处下方,称为下颌角。下颌体上缘为牙槽弓,牙槽弓上有一列深窝,称为牙槽,容纳牙根。下颌体前面的两侧有一对颏孔。下颌支的上端有两个突起,前方的薄而尖锐,称为冠突,后方的粗大,称为髁突。下颌支内面有下颌孔,向下经下颌管通颏孔。

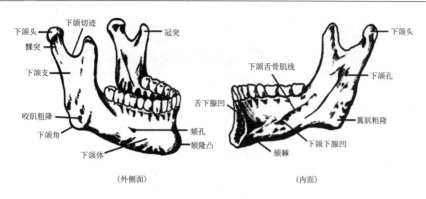

（外侧面）　　　　　　　　　　　（内面）

图 2-9　下颌骨

2.舌骨

舌骨位于下颌骨的后下方,呈蹄铁形(图 2-10)。其中间较宽厚的部分为舌骨体。由体向后外伸出的长突起为大角,短小突起为小角。

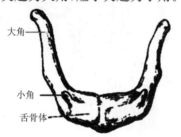

图 2-10　舌骨(上面)

三、四肢骨

（一）上肢骨

由于人类的上肢进化为劳动器官,故上肢骨骼细小灵巧,适宜进行复杂精细的活动。上肢骨包括肢带骨和游离上肢骨,共 64 块,如图 2-11 所示。肢带骨包括锁骨和肩胛骨;游离上肢骨包括肱骨、桡骨、尺骨和手骨。

1.锁骨

锁骨位于颈、胸交界处,呈"～"形,内侧 2/3 凸向前,外侧 1/3 凸向后,全长均可在体表扪到。锁骨内侧端钝圆,与胸骨的胸骨柄相连;外侧端扁平,与肩胛骨的肩峰相关节。由于锁骨将肩胛骨支撑于胸廓之外,故有利于上肢的灵活运动。

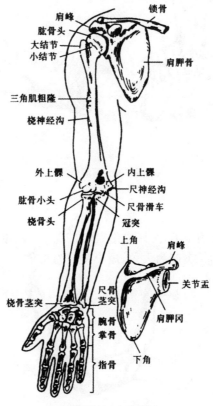

图 2-11　上肢骨

2．肩胛骨

肩胛骨位于背部外上方,介于第 2～7 肋之间,呈三角形,分 2 个面、3 个角和 3 个缘。前面微凹,称为肩胛下窝。后面有横行隆起的骨嵴称为肩胛冈,肩胛冈上、下方的浅窝分别称为冈上窝和冈下窝。肩胛冈向外侧延伸的扁平突起称为肩峰,它是肩部的最高点。肩胛骨外侧角的梨形浅窝称为关节盂,与肱骨头相关节。上角平第 2 肋,下角平第 7 肋。肩胛骨内侧缘锐薄,对向脊柱;外侧缘较厚,对向腋窝。上缘短而薄,在近外侧角处有向前突出的指状突起称为喙突。

3．肱骨

肱骨位于臂部,是典型的长骨,分上、下两端和骨体。上端呈半球形的膨大称为肱骨头，与肩胛骨的关节盂构成肩关节。头周围的环状浅沟称为解剖颈。肱骨头外侧的突起称为大结节，前方的突出称为小结节，两者之间有结节间沟。上端与肱骨体交界处缩细的部分称为外科颈，是骨折的易发部位。肱骨体中部前外侧面的粗糙隆起称为三角肌粗隆。在三角肌粗隆后下方，有1条自内上斜向外下方的浅沟，称为桡神经沟，此处有桡神经紧贴骨面经过。肱骨下端扁平，末端有2个关节面，外侧呈半球状，称为肱骨小头，与桡骨相关节；内侧形如滑床，称为肱骨滑车，与尺骨相关节。滑车前面上方的窝称为冠突窝，后面上方的窝称为鹰嘴窝。下端的内、外侧部各有1个突起，分别称为内上髁和外上髁，都可在体表扪到。内上髁后方的浅沟称为尺神经沟，尺神经由此通过。肱骨大结节和内、外上髁都可在体表扪到。

4.桡骨

桡骨上端的膨大称为桡骨头，头上面的关节凹与肱骨小头相关节，头周围的环状关节面与尺骨相关节；头下方略细，称为桡骨颈，其内下方的突起称为桡骨粗隆。桡骨下端粗大，远侧面光滑，与腕骨相关节；内侧面的弧形凹面称为尺切迹，与尺骨相关节；外侧面向下的突起称为茎突。在桡骨茎突前内侧可触摸到桡动脉的搏动。

5.尺骨

尺骨上端粗大，有两个突起。后上方较大的突起称为鹰嘴，前下方较小的突起称为冠突，两突起之间半月形的光滑面称为滑车切迹，与肱骨滑车相关节。冠突的外侧面有一凹面称为桡切迹，与桡骨头相关节。冠突下方的粗糙隆起称为尺骨粗隆。尺骨下端为尺骨头，与桡骨的尺切迹相关节。尺骨头后内侧向下的突起称为尺骨茎突。尺骨鹰嘴、尺骨茎突都可在体表扪到。

6.手骨

手骨包括8块腕骨、5块掌骨和14块指骨。

(1)腕骨分远、近两列。

近侧列由桡侧向尺侧依次是手舟骨、月骨、三角骨和豌豆骨；远侧列依次是大多角骨、小多角骨、头状骨和钩骨。8块腕骨构成一掌面凹陷的腕骨沟。手舟骨、月骨和三角骨近端形成椭圆形的关节面，参与桡腕关节的构成。

(2)掌骨。

由桡侧向尺侧依次排列为第1～5掌骨。掌骨近端接腕骨，称为底；远端接指骨，称为头；中间为体。

(3)指骨。

属长骨,共 14 块,拇指有 2 节,其余为 3 节,由近侧向远侧,分别称为近节指骨、中节指骨和远节指骨。每节指骨的近端为底,中间部为体,远端为滑车。

(二)下肢骨

下肢骨由下肢带骨和游离下肢骨组成,共 62 块。

1. 髋骨

髋骨形状不规则,由上方的髂骨、前下方的耻骨和后下方的坐骨融合而成(图 2-12)。三骨体部融合处的外侧构成一深窝,称为髋臼,髋臼边缘下部的缺口称为髋臼切迹。髋臼前下方有卵圆形的闭孔。

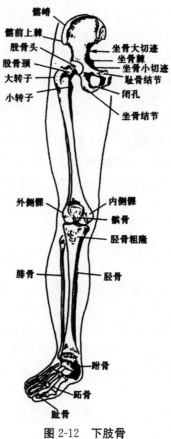

图 2-12　下肢骨

髋骨的上部扁薄宽阔，上缘称为髂嵴。髂嵴前、后端的突出部分别称为髂前上棘和髂后上棘。两侧髂嵴最高点的连线平对第4腰椎棘突。髂嵴的前中1/3交界处向外侧的突出称为髂结节。髂骨上部内面称为髂窝，后下部有粗糙的耳状面，与骶骨的耳状面相对。髂窝下界的弧形的隆起称为弓状线，由弓状线向耻骨延伸的骨嵴称为耻骨梳，其前端终于耻骨结节。耻骨结节到中线的粗钝上缘称为耻骨嵴。耻骨上、下支相互移行处的内侧椭圆形粗糙面，称为耻骨联合面。髋骨的后下部肥厚而粗糙的突起称为坐骨结节，坐骨结节后上方的三角形突起称坐骨棘。坐骨棘的上、下方各有1个切迹，分别称为坐骨大切迹和坐骨小切迹。坐骨结节向前上延伸为坐骨支和耻骨下支，二者构成闭孔的下界。

2.股骨

股骨位于股部，是人体最粗大的长骨(图2-12)。上端有朝向内上方呈球状膨大的股骨头，与髋臼相关节。股骨头中央处有供股骨头韧带附着的股骨头凹。股骨头外下方较细处称为股骨颈，股骨颈以下为股骨体。在两者交界处有两个隆起，外上方的称为大转子，可在体表扪到；内下方的称为小转子。在大、小转子之间，前面有转子间线，后面有转子间嵴。股骨体后上方粗糙，称为臀肌粗隆。股骨下端膨大，并向后方突出，形成内侧髁和外侧髁，其前面、下面和后面都是光滑的关节面。两髁前方的关节面彼此相连，形成髌面，两髁后部之间的深窝称为髁间窝。内侧髁和外侧髁侧方的突出称为内上髁和外上髁。内上髁上方的小突起称为收肌结节。

第二节　关节学

一、躯干骨的连结

所有椎骨相互连结构成脊柱(vertebral column)，胸骨、肋骨和胸椎相互连结构成胸廓(thoracic cage)。

(一)脊柱的连结

1.椎体间连结

相邻椎体之间借椎间盘、前纵韧带和后纵韧带相连。

(1)椎间盘。

椎间盘是连结相邻两个椎体间的纤维软骨盘,由髓核和纤维环两部分组成。髓核位于椎间盘的中央部,为柔软富有弹性的胶状物。纤维环围绕在髓核周围,由多层同心圆排列的纤维软骨环构成,质坚韧,牢固连结相邻椎体,并限制髓核向外膨出。整个椎间盘既坚韧又富有弹性,可缓冲震荡,起"弹性垫"的作用。脊柱各部椎间盘厚薄不一,腰部最厚,颈部次之,胸部最薄,故脊柱腰部活动度最大(图2-13)。

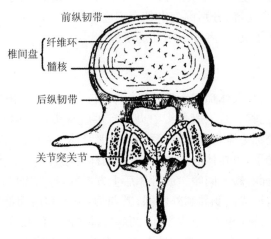

图2-13 椎间盘和关节突关节(水平面)

(2)前纵韧带。

前纵韧带位于椎体和椎间盘的前面,上自枕骨大孔前缘,下至第1或第2骶椎椎体,可限制脊柱过度后伸,防止椎间盘向前脱出。

(3)后纵韧带。

后纵韧带位于椎体和椎间盘的后面,上自第2颈椎,下至骶骨。后纵韧带较窄,不能完全遮盖椎体后部,故椎间盘易向后外侧脱出。后纵韧带可限制脊柱过度前屈。

2. 椎弓间连结

椎弓之间借黄韧带、棘上韧带、棘间韧带和关节突关节等相连(图2-14)。

(1)黄韧带。

黄韧带又称弓间韧带,连于相邻椎弓板之间的短韧带,由弹性纤维构成,坚韧且富有弹性,活体呈黄色。黄韧带参与围成椎管,可限制脊柱过度前屈。因损伤引起的黄韧带较肥厚,会导致椎管狭窄,从而压迫脊髓。

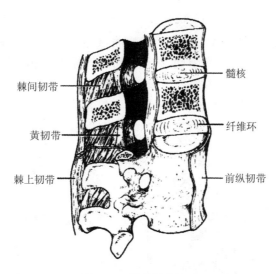

棘间韧带

黄韧带

棘上韧带

髓核

纤维环

前纵韧带

图 2-14　椎骨间的连结

（2）棘上韧带。

棘上韧带位于棘突尖端的纵行韧带，可限制脊柱过度前屈。自第 7 颈椎棘突到枕外隆凸之间韧带增宽加厚，形成项韧带，可协助仰头。

（3）棘间韧带。

棘间韧带位于相邻棘突之间的短韧带，前连黄韧带，后连棘上韧带。做腰椎穿刺时，针尖依次穿过棘上韧带、棘间韧带和黄韧带进入椎管。

（4）关节突关节。

关节突关节由相邻椎骨的上、下关节突构成，属于微动关节。在脊柱整体运动时，这些小关节的运动可叠加起来而使运动幅度增大。此外，寰椎和枕骨构成寰枕关节；寰椎和枢椎构成寰枢关节，可使头做前俯、后仰、侧屈和旋转运动。

3.脊柱的整体观

脊柱因年龄、性别和发育不同而各有差异。成人脊柱长约 70 cm。

自前面观察脊柱，椎体自上而下逐渐增大，从骶骨耳状面以下又逐渐缩小，这种变化与脊柱承受重力的变化有关。

自后面观察脊柱，可见棘突纵行排列成一条直线。颈椎棘突较短，但第 7 颈椎的棘突长而突出；胸椎棘突斜向后下方，呈叠瓦状，棘突间隙较窄；腰椎棘突呈板状，水平向后伸出，棘突间隙较宽。第 4 腰椎棘突平髂嵴最高点，可做定位标志。

临床工作中应切记棘突排列的上述特征。

　　侧面观察脊柱,可见脊柱有 4 个生理弯曲:颈曲和腰曲凸向前,胸曲和骶曲凸向后。这些弯曲增大了脊柱的弹性,在行走和跳跃时可缓冲震荡,保护中枢神经系统;同时,又可以增加胸、腹、盆腔的容积,保护其内的脏器。脊柱的弯曲是在长期进化过程中形成的,对维持人体直立姿势也具有重要作用(图 2-15)。

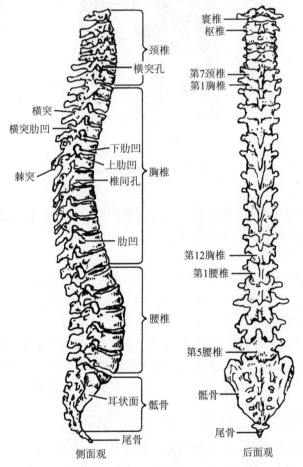

图 2-15　脊柱

(二)胸廓的连结

胸廓由 12 块胸椎、12 对肋、1 块胸骨和它们之间的连结共同构成(图 2-16)。

构成胸廓的主要关节有肋椎关节和胸肋关节。

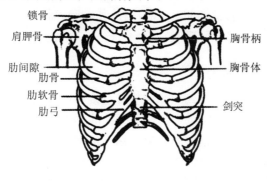

图 2-16　胸廓

1.肋椎关节

肋椎关节包括肋头关节和肋横突关节两种。肋头关节由肋头关节面与相应的椎体肋凹构成,属于微动平面关节,且有短韧带加强。肋横突关节由肋结节关节面与相应的横突肋凹构成,属微动平面关节,有韧带加强。这两个关节在功能上是联合关节,运动时使肋的前部上升或下降,以增大或缩小胸廓前后径和横径,从而改变胸腔的容积。

2.胸肋关节

胸肋关节由第 2～7 肋软骨与胸骨相应的肋切迹构成,属微动关节。第 1 肋与胸骨柄之间为软骨结合;第 8～10 肋软骨的前端不直接与胸骨相连,依次与上位肋软骨形成软骨间关节,在两侧各形成 1 个肋弓,第 11 和 12 肋的前端游离于腹壁肌肉之中。

3.胸廓的整体观及其运动

成人胸廓近似圆锥形,前后径小于横径,上窄下宽,容纳胸腔脏器。胸廓有上、下两口和前、后、外侧壁。胸廓上口较小,由胸骨上缘、第 1 肋和第 1 胸椎体围成,是胸腔与颈部的通道。胸廓下口宽而不整,由第 12 胸椎,第 11、12 对肋前端,肋弓和剑突围成。两侧肋弓在中线构成向下开放的胸骨下角。胸骨下角的尖部有剑突,剑突尖约平对第 10 胸椎下缘。胸廓前壁最短,由胸骨、肋软骨及肋骨前端构成;后壁较长,由胸椎和肋角内侧的部分肋骨构成;外侧壁最长,由肋骨体构成。相邻两肋之间的间隙称为肋间隙。胸廓除具有保护、支持功能外,主要参与呼吸运动。人体吸气时加大了胸廓的前后径和横径,使胸腔容积增大;呼气时胸腔容积减小。胸腔容积的改变形成了肺呼吸。

二、颅骨的连结

各颅骨之间多数以致密结缔组织或软骨直接相连。颅骨间最主要的关节为颞下颌关节,又称下颌关节(图 2-17)。它由颞骨的下颌窝、关节结节和下颌骨的下颌头构成。关节囊松弛,前部薄弱,外侧有韧带加强,囊内有关节盘,将关节腔分隔成上、下两部分。两侧颞下颌关节联合运动,可完成下颌骨上提、下降和向前、后及侧方的运动。当张口过大时,由于关节囊前部薄弱,下颌头有可能滑到关节结节前方,造成下颌关节脱位。

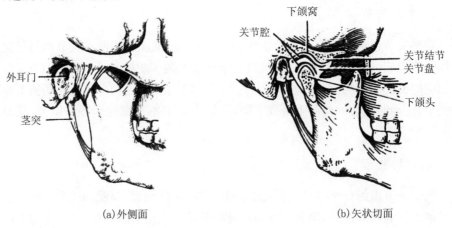

(a)外侧面   (b)矢状切面

图 2-17　颞下颌关节

三、四肢骨的连结

(一)上肢骨的连结

1. 肩关节

肩关节由肱骨头与肩胛骨关节盂构成(图 2-18),其特点是肱骨头大,关节盂浅而小,关节囊松弛。关节囊的上壁、前壁和后壁均有肌腱加入,增加了关节的稳固性,而囊的下壁相对薄弱,故肩关节脱位时易发生前下方脱位。肩关节为全身最灵活的关节,可做屈和伸、收和展、旋内和旋外以及环转运动。

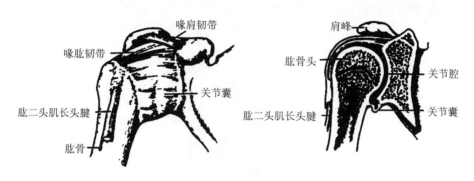

图 2-18　肩关节

2.肘关节

肘关节由肱骨下端与尺骨、桡骨上端构成,包括 3 个关节:肱尺关节、肱桡关节和桡尺近侧关节,3 个关节包在同一个关节囊内,关节囊前、后壁薄而松弛,两侧有桡侧副韧带和尺侧副韧带加强。另有桡骨环状韧带防止桡骨头脱出。肘关节可完成屈、伸运动(图 2-19)。

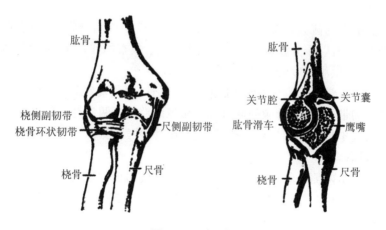

图 2-19　肘关节

3.手的关节

手的关节包括桡腕关节、腕骨间关节、腕掌关节、掌骨间关节和手指间关节(图

2-20）。其中，腕关节由手的舟骨、月骨、三角骨、桡骨与尺骨头下方的关节盘构成。关节囊松弛，周围均有韧带加强。腕关节可做屈伸、收展及环转运动。

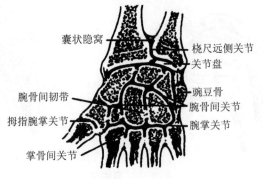

图 2-20 手的关节

（二）下肢骨的连结

下肢骨的连结包括下肢带骨的连结和自由下肢骨的连结。

1. 下肢带骨的连结

（1）骶髂关节。

骶髂关节由两侧髋骨与骶骨的耳状面构成。关节面对合紧密，关节囊紧张，周围有韧带加强，所以十分稳固。女性妊娠期间，在激素的作用下，关节囊及韧带松弛，在分娩时能做小幅度的运动，以扩大盆腔。

在骶骨与坐骨之间，有两条韧带连接，自骶骨、尾骨侧缘连于坐骨结节的韧带称为骶结节韧带，连于坐骨棘的韧带称为骶棘韧带。这两条韧带将坐骨大切迹、坐骨小切迹围成坐骨大孔和坐骨小孔，孔内有血管、神经通过。

（2）耻骨联合。

耻骨联合由两侧耻骨联合面借耻骨间盘连接而成。耻骨间盘由纤维软骨构成，内有一矢状位的裂隙。女性耻骨间盘较厚，裂隙也较大，在分娩时可轻度分离，使盆腔扩大，有利于胎儿的娩出。

（3）骨盆。

骨盆由骶骨、尾骨和左右髋骨连接而成，具有传递重力、承托、保护盆内器官等作用，也是下肢附着于躯干的部位。骨盆以界线分为大骨盆和小骨盆，界线自后向前由骶骨岬、弓状线、耻骨梳、耻骨结节和耻骨联合上缘依次构成。界线以上为大骨盆,参与腹腔的围成;界线以下为小骨盆,构成盆腔。小骨盆有上、下两口。其中,上口由上述界线围成,呈圆形或卵圆形;下口由尾骨尖、骶结节韧带、坐骨结节、坐骨支、耻骨支和耻骨联合下缘围成,呈菱形。骨盆上、下两口之间的腔称为骨盆腔,容纳和保护盆腔脏器。女性盆腔是胎儿娩出的产道。两侧耻骨下支和坐骨支连成耻骨弓,它们之间的夹角称为耻骨下角。女性骨盆的形态特点与妊娠和分娩功能有关。从青春期开始,骨盆开始出现性别差异(图 2-21)。

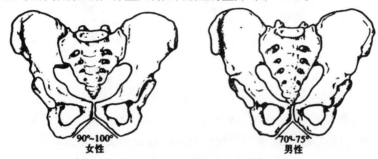

图 2-21　骨盆的性别差异

2.自由下肢骨的连结

(1)髋关节。

髋关节由髋臼与股骨头构成(图 2-22、图 2-23)。

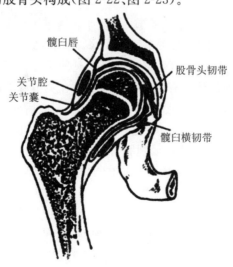

图 2-22　髋关节(冠状切面)

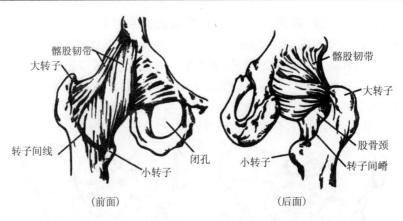

髂股韧带
大转子
转子间线
小转子
闭孔
（前面）

髂股韧带
大转子
股骨颈
转子间嵴
小转子
（后面）

图 2-23　髋关节

髋臼大而深，股骨头全部纳入髋臼内，关节囊厚而坚韧，股骨颈除其后面的外侧部之外，都被包入囊内，故股骨颈骨折有囊内骨折和囊外骨折之分。关节囊表面有韧带加强，其中位于囊前壁的髂股韧带最为强大，它可限制髋关节过度后伸，对维持人体直立有一定的作用。关节囊内有股骨头韧带，它的一端连于股骨头，另一端连于髋臼下部的边缘附近，内有为股骨头提供营养的血管通过。

髋关节的运动形式与肩关节相同，可做屈、伸、内收、外展、旋内、旋外和环转运动。但由于其结构比肩关节牢固，故髋关节运动的幅度都比肩关节小。

（2）膝关节。

膝关节是人体最大、最复杂的关节，由股骨下端、胫骨上端和髌骨连结构成（图2-24）。关节囊薄而松弛，附于各关节面的周缘，周围有韧带加固。前方有髌韧带，厚而坚韧，是股四头肌肌腱的延续，从髌骨下端延伸至胫骨粗隆。囊内侧有胫侧副韧带，外侧有腓侧副韧带，后面有腘斜韧带加强。在关节囊内还有前交叉韧带和后交叉韧带。前交叉韧带附着于胫骨髁间隆起前方，斜向后外上方，止于股骨外侧髁内侧面，有限制胫骨前移的作用。后交叉韧带起自胫骨髁间隆起后方，斜向前上内方，附于股骨内侧髁外侧面，具有限制胫骨后移的作用（图2-25）。在股骨与胫骨的关节面之间，还有2块由纤维软骨构成的半月板，内侧半月板大而较薄，呈"C"形；外侧半月板较小，呈"O"形（图2-26）。2块半月板的外缘均与关节囊或囊外韧带相连，内缘较薄，两端借韧带附于髁间隆起。半月板增大了关节窝的深度，加强了膝关节的稳定性，同时半月板具有一定的弹性，能缓冲重力，起着保护关节面的作用。此外，半月板还具有一定的活动性，屈膝时，半月板向后移，伸膝时则向前移。当强力旋转和屈伸小腿时易造成半月板撕裂损伤。

膝关节主要做屈、伸运动；当膝关节半屈位时，可做轻微的旋内和旋外运动。

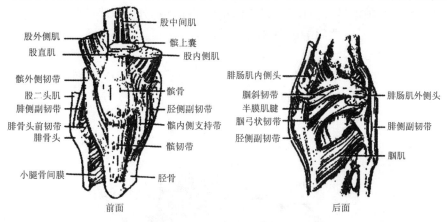

图 2-24　膝关节

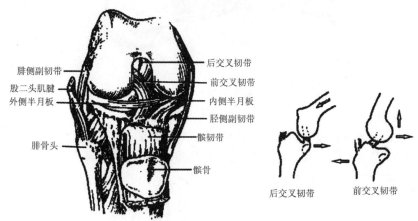

图 2-25　膝关节内部结构

图 2-26　膝关节半月板

（3）小腿骨的连结。

胫骨、腓骨的上端形成微动的胫腓关节，体和下端分别以小腿骨间膜和韧带相连。因此，胫骨、腓骨之间的运动极其微弱。

（4）足的关节。

足的关节包括距小腿关节（图 2-27）、跗骨间关节、跗跖关节、跖趾关节和趾骨间关节，均由与关节名称相应的骨组成。

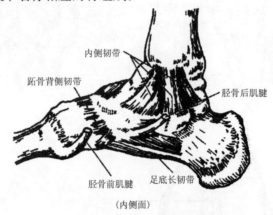

（内侧面）

图 2-27　距小腿关节与跗骨间关节及其韧带

（5）足弓。

足弓是指足骨借关节和韧带紧密相连，在纵、横方向上都形成凸向上方的弓形（图 2-28）。足弓具有弹性，在行走、跳跃和负重时，可缓冲地面对人体的冲击力，借以保护体内的器官。此外，足弓还能使足底的血管和神经免受压迫。

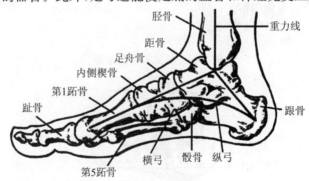

图 2-28　足弓

第三节　肌学

一、头颈肌

（一）头肌

头肌分面肌和咀嚼肌两部分。面肌主要负责表情，咀嚼肌主要负责运动颞下颌关节。

1. 面肌

面肌位于面部和颅顶，收缩时，可改变面部皮肤的外形，显示各种表情，故又称表情肌（图 2-29）。面肌多呈环状和辐射状，环状肌分布于睑裂与口裂的周围，分别称为眼轮匝肌和口轮匝肌，有缩小睑裂和口裂的作用。辐射状肌主要分布在口裂的周围，可开大口裂或改变口裂的外形。其中，位于颊深部的称为颊肌，有协助咀嚼和吸吮的作用。位于颅顶的面肌主要是枕额肌，它有两个肌腹，即枕腹和额腹，分别位于枕部和额部，两肌腹之间以帽状腱膜相连。帽状腱膜借浅筋膜与颅顶皮肤紧密结合成头皮，与深层的骨膜则以疏松结缔组织相连。枕额肌收缩时，枕腹可向后牵引头皮；额腹可提眉，并使额部皮肤形成横行的皱纹。

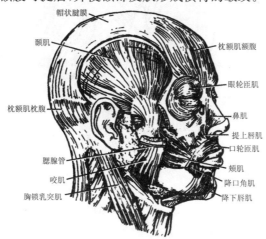

图 2-29　头肌深层侧面观

2.咀嚼肌

咀嚼肌位于颞下颌关节的周围,参与咀嚼运动,主要包括咬肌、颞肌、翼内肌和翼外肌(图 2-29)。

(1)咬肌。位于下颌支外面,起自颧弓,止于下颌角的外面,收缩时上提下颌骨。

(2)颞肌。位于颞窝,起自颞窝,向下止于下颌骨的冠突,收缩时上提下颌骨,使牙咬合。

(3)翼内肌。起自翼突,止于下颌角的内面,可上提下颌骨,并使其向前运动。

(4)翼外肌。起自翼突,止于下颌颈,主要使下颌骨向前,协助张口。

(二)颈肌

颈肌依其所在位置分为颈浅肌群、颈前肌群和颈深肌群。

1.颈浅肌群

颈浅肌群包括颈阔肌和胸锁乳突肌(图 2-30)。

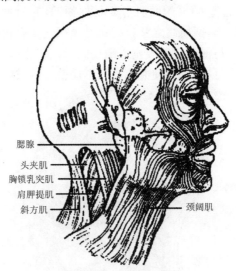

腮腺
头夹肌
胸锁乳突肌
肩胛提肌
斜方肌
颈阔肌

图 2-30　颈浅肌群

(1)颈阔肌。

颈阔肌位于颈部浅筋膜中,为一皮肌,薄而宽阔,也属于表情肌。颈阔肌起自胸大肌和三角肌表面的深筋膜,向上止于下颌骨下缘和口角。收缩时拉口角向下,并使颈部皮肤出现皱褶。

(2)胸锁乳突肌。

胸锁乳突肌位于颈部两侧,大部分为颈阔肌所覆盖,在颈部形成明显的体表标志。胸锁乳突肌起自胸骨柄前面和锁骨的胸骨端,二头汇合斜向后上方,止于颞骨的乳突。一侧肌收缩使头偏向同侧,脸转向对侧,两侧收缩使头向后仰。

2.颈前肌群

颈前肌以舌骨为界分为两群,参与张口、吞咽和发音(图 2-31)。

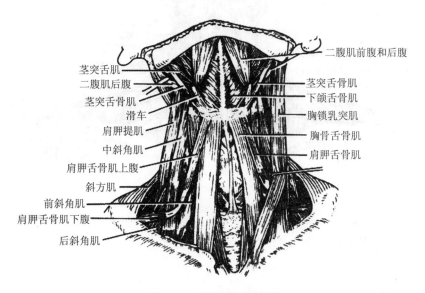

茎突舌肌
二腹肌后腹
茎突舌骨肌
滑车
肩胛提肌
中斜角肌
肩胛舌骨肌上腹
斜方肌
前斜角肌
肩胛舌骨肌下腹
后斜角肌

二腹肌前腹和后腹
茎突舌骨肌
下颌舌骨肌
胸锁乳突肌
胸骨舌骨肌
肩胛舌骨肌

图 2-31　颈前肌(前面观)

(1)舌骨上肌群。

舌骨上肌群位于舌骨与下颌骨、颅底之间,参与构成口底,每侧有 4 块,包括二腹肌、下颌舌骨肌、茎突舌骨肌和颏舌骨肌,主要负责上提舌骨或下降下颌骨。

(2)舌骨下肌群。

舌骨下肌群位于舌骨与胸骨、肩胛骨之间,在喉、气管和甲状腺的前方,每侧有 4 块,包括浅层的胸骨舌骨肌和肩胛舌骨肌,以及深层的胸骨甲状肌和甲状舌骨肌,主要负责下降舌骨和喉。

3.颈深肌群

颈深肌群主要包括前斜角肌、中斜角肌和后斜角肌(图 2-32)。位于脊柱颈段两侧,起于颈椎横突,前斜角肌、中斜角肌止于第 1 肋,后斜角肌止于第 2 肋。前斜角肌、中斜角肌与第 1 肋之间围成斜角肌间隙,有锁骨下动脉和臂丛通过。

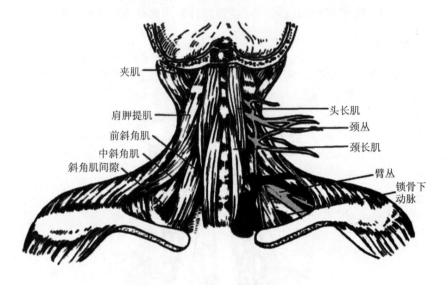

图 2-32　颈深肌群

二、躯干肌

(一)背肌

背肌位于躯干后面的肌群(图 2-33)。背肌的数目众多,分层排列,可分为浅、深两群。浅群主要为阔肌,如斜方肌、背阔肌、肩胛提肌和菱形肌,它们起自脊柱的不同部位,止于上肢带骨或肱骨。深群位于棘突两侧的脊柱沟内,可分为数层:浅层有夹肌,主要是长的竖脊肌;深层为节段性比较明显的短肌,能运动相邻的椎骨,也能加强椎骨间的连结。

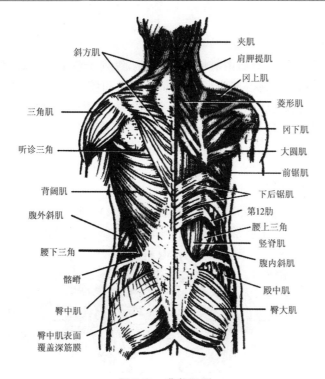

图 2-33 背部肌群

1. 斜方肌

斜方肌位于项部和背上部的浅层,为三角形的阔肌,左右两侧合在一起呈斜方形。斜方肌起自上项线、枕外隆凸、项韧带、第 7 颈椎和全部胸椎的棘突,上部的肌束斜向外下方,中部的平行向外,下部的斜向外上方,止于锁骨的外侧 1/3 部分、肩峰和肩胛冈。斜方肌的作用包括使肩胛骨向脊柱靠拢;上部肌束可上提肩胛骨;下部肌束使肩胛骨下降。如果肩胛骨固定,一侧肌收缩使颈向同侧屈,脸转向对测,两侧同时收缩可使头后仰。

2. 背阔肌

背阔肌为全身最大的扁肌,位于背的下半部及胸的后外侧。以腱膜起自下 6 个胸椎的棘突、全部腰椎的棘突、骶正中嵴及髂嵴后部等处,肌束向外上方集中,以扁腱止于肱骨结节间沟底。背阔肌的作用主要是使肱骨内收、旋内和后伸。当上肢上举被固定时,可引体向上。

3.竖脊肌

竖脊肌(骶棘肌)为背肌中最长、最大的肌,纵列于躯干的背面,脊柱两侧的沟内,居上述5块肌的深部。竖脊肌起自骶骨背面和髂嵴的后部,向上分出三群肌束,沿途止于椎骨和肋骨,并到达颞骨乳突。竖脊肌的作用主要是使脊柱后伸和仰头。竖脊肌深部为短肌,有明显的节段性,连于相邻两个椎骨或数个椎骨之间,能加强椎骨之间的连结和脊柱运动的灵活性。

(二)胸肌

胸肌可分为胸上肢肌和胸固有肌两群(图2-34)。胸上肢肌为扁肌,位于胸壁前外侧面的浅层,止于上肢带骨或肱骨;胸固有肌参与构成胸壁,仍保持节段性。

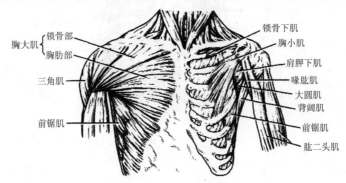

图2-34　胸肌

1.胸上肢肌

(1)胸大肌(pectoralis major)。

胸大肌宽厚而呈扇形,覆于胸廓前壁的大部,起自锁骨内侧半、胸骨和第1～6肋软骨等处,肌束向外侧集中,止于肱骨大结节嵴。作用是使肩关节内收、旋内和前屈;如上肢上举固定,可上提躯干,还可提肋助吸气。

(2)胸小肌(pectoralis minor)。

胸小肌呈三角形,位于胸大肌深面,起自第3～5肋骨,止于肩胛骨喙突。作用是拉肩胛骨向前下方;如肩胛骨固定,可提肋助吸气。

(3)前锯肌(semtus anterior)。

前锯肌位于胸廓侧壁,以肌齿起自上8个或9个肋骨,肌束斜向后上内侧,经肩胛骨前方,止于肩胛骨内侧缘和下角。作用是拉肩胛骨向前并紧贴胸廓,下部肌束使肩胛骨下角旋外,助臂上举;如肩胛骨固定,可提肋助深吸气。此肌瘫痪时,会产生"翼状肩",即肩胛骨内侧缘和下角离开胸廓而突出于皮下。

2.胸固有肌

胸固有肌位于肋间隙内,参与构成胸壁。

(1)肋间外肌。

肋间外肌位于各肋间隙的浅层,起自上位肋骨下缘,肌束斜向前下,止于下位肋骨的上缘。胸固有肌前部在肋软骨间隙处移行为肋间外膜,其作用是提肋助吸气。

(2)肋间内肌。

肋间内肌位于肋间外肌的深面,起自下位肋骨上缘,止于上位肋骨下缘。肋间内肌前部达胸骨外侧缘,后部仅至肋角,此后移行为肋间内膜,其作用是降肋助呼气。

(三)膈

膈(diaphragm)为分隔胸、腹腔的一块穹隆状扁肌,其周围部为肌束,附于胸廓下口及附近的骨面。中央为腱膜,称为中心腱。膈上有 3 个裂孔:位于第 12 胸椎前方的是主动脉裂孔,有主动脉和胸导管通过;位于主动脉裂孔左前方,约平第 10 胸椎高度的是食管裂孔,有食管和迷走神经通过;位于右前方约平第 8 胸椎高度的是腔静脉孔,有下腔静脉通过(图 2-35)。

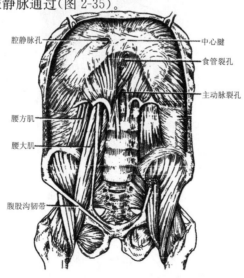

图 2-35 膈和腹后壁肌

膈是主要的呼吸肌。收缩时,膈穹隆下降,胸腔容积扩大,助吸气;松弛时,膈穹隆回升,胸腔容积缩小,助呼气。膈与腹肌同时收缩,可增加腹压,有协助排便和分娩等功能。

三、四肢肌

(一)上肢肌

上肢肌按部位分为肩肌、臂肌、前臂肌和手肌。

1. 肩肌

肩肌如图 2-36 所示。

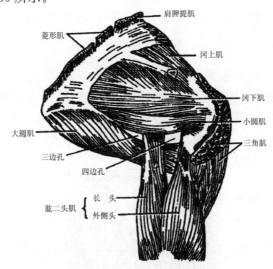

图 2-36　肩肌(后面)

肩肌分布于肩关节周围,均可运动肩关节,对肩关节的稳固性具有重要作用。三角肌为肩肌中较主要者,呈三角形,位于肩关节的前、外、后方,是重要的肌性标志。三角肌起自锁骨外侧半,肩峰、肩胛冈的外侧半,肌束向下外集中,止于肱骨的三角肌粗隆。三角肌的主要作用是外展肩关节,此外,其前部肌束可协助屈肩关节,后部肌束可协助伸肩关节。除三角肌之外,在肩胛下窝内尚有肩胛下肌,冈上窝内有冈上肌,冈下窝内有冈下肌、小圆肌、大圆肌。肩关节周围各肌的急、慢性损伤是导致肩周炎的主要原因。

2.臂肌

臂肌覆盖肱骨,分为前、后两群,前群为屈肌,后群为伸肌。

(1)前群。

①肱二头肌(biceps brachii)。呈梭形,位于臂前面的浅层,起端有 2 个头,长头以长腱起自肩胛骨盂上结节,通过肩关节囊,经结节间沟下行,内侧的短头起自肩胛骨喙突。2 个头在臂下部合成梭形肌腹,跨过肘关节前面,以肌腱止于桡骨粗隆。肱二头肌的作用是屈肘关节;当前臂在旋前位时,可使其旋后;此外还能协助屈肩关节。

②喙肱肌(coraco brachialis)。在肱二头肌短头的后内侧,起自肩胛骨喙突,止于肱骨中部内侧,其作用是协助肩关节屈和内收。

③肱肌(brachialis)。在肱二头肌下部的深面,起自肱骨体下部前面,止于尺骨粗隆,其作用是屈肘关节。

(2)后群。

肱三头肌(triceps brachii)位于臂后部,起端有 3 个头,长头以长腱起自肩胛骨盂下结节,向下行经大、小圆肌之间,内、外侧头分别起自肱骨体后面桡神经沟的内下方和外上方的骨面。3 个头会合成肌腹,向下以坚韧的腱止于尺骨鹰嘴。其作用是伸肘关节,长头还可使肩关节伸和内收。

臂肌的起止点、作用和神经支配如表 2-1 所示。

表 2-1　臂肌的起止点、作用和神经支配

肌群	肌名	起点	止点	主要作用	神经支配
前群	肱二头肌	长头:肩胛骨盂上结节;短头:肩胛骨喙突	桡骨粗隆	屈肘关节、前臂旋后	肌皮神经
	喙肱肌	肩胛骨喙突	肱骨中部内侧	肩关节屈、内收	
	肱肌	肱骨体下部前面	尺骨粗隆	屈肘关节	
后群	肱三头肌	长头:肩胛骨盂下结节;内侧头:桡神经沟内下方的骨面;外侧头:桡神经沟外上方的骨面	尺骨鹰嘴	伸肘关节、助肩关节伸及内收(长头)	桡神经

3.前臂肌

前臂肌分布于桡、尺骨周围,可分为前、后两群。

(1)前群。

前群肌共有 9 块,分 4 层排列(图 2-37)。

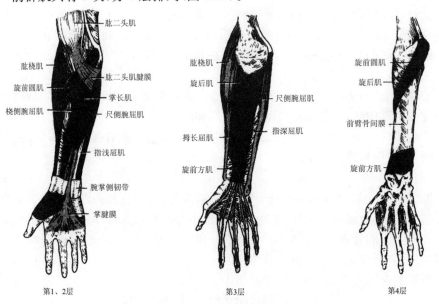

图 2-37　右侧前臂前群肌

①第 1 层有 5 块肌,自桡侧向尺侧依次为肱桡肌(brachior adialis)、旋前圆肌(pronator teres)、桡侧腕屈肌(flexor carpi radialis)、掌长肌(palmaris longus)和尺侧腕屈肌(flexor carpi ulnaris)。肱桡肌起于肱骨外上髁上方,止于桡骨茎突,可使肘关节屈。其余 4 块肌均起于肱骨内上髁及附近的深筋膜,向下分别止于桡骨中段外侧面、第 2 掌骨底、掌腱膜和豌豆骨。掌长肌可屈腕,其他 3 块肌作用同其名称。

②第 2 层只有 1 块指浅屈肌(flexor digitorum superficialis),起于肱骨内上髁、尺骨和桡骨上段前面,肌腹向下分出 4 条肌腱,穿腕管至手掌,分别进入第 2~5 指的屈肌腱鞘,每条肌腱末端分为两脚,止于中节指骨体两侧。其作用为屈肘、屈腕、屈第 2~5 指的掌指关节和近侧指骨间关节。

③第 3 层有 2 块肌,桡侧有拇长屈肌(flexor pollicis longus),尺侧有指深屈肌

(flexor digitorum profundus)。两肌起于桡骨、尺骨上段前面和骨间膜,肌腱穿腕管入手掌。拇长屈肌止于拇指远节指骨,收缩时屈拇指;指深屈肌的 4 条肌腱在指浅屈肌腱深面下行,止于第 2~5 指的远节指骨,可屈腕、屈第 2~5 指的掌指关节和指骨间关节。

④第 4 层只有 1 块旋前方肌(pronator quadratus),贴于桡骨、尺骨远侧端前面,起于尺骨,止于桡骨,使前臂旋前。

(2)后群。

后群肌共有 10 块,分浅、深两层排列(图 2-38)。

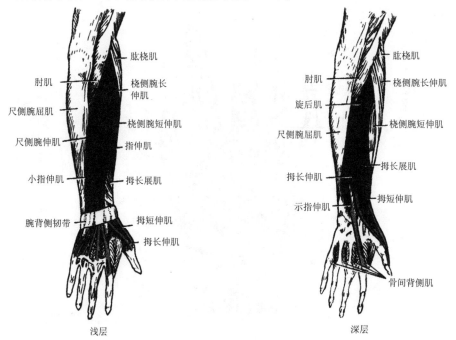

肱桡肌

肘肌　　　　　　桡侧腕长
　　　　　　　　伸肌
尺侧腕屈肌
　　　　　　　　桡侧腕短伸肌
尺侧腕伸肌
　　　　　　　　指伸肌
小指伸肌
　　　　　　　　拇长展肌
腕背侧韧带
　　　　　　　　拇短伸肌
　　　　　　　　拇长伸肌

浅层

肱桡肌

肘肌　　　　　　桡侧腕长伸肌
旋后肌
　　　　　　　　桡侧腕短伸肌
尺侧腕屈肌

拇长伸肌　　　　拇长展肌

示指伸肌　　　　拇短伸肌

骨间背侧肌

深层

图 2-38　右侧前臂后群肌

①浅层有 5 块肌,由桡侧向尺侧依次为桡侧腕长伸肌(extensor carpi radialis longus)、桡侧腕短伸肌(extensor carpi radialis brevis)、指伸肌(extensor digitorum)、小指伸肌(extensor digitiminimi)和尺侧腕伸肌(extensor carpi ulnaris)。5 块肌共同起于肱骨外上髁,3 块腕伸肌止于掌骨,指伸肌移行为 4 条肌腱,末端分别以指背腱膜止于第 2~5 指的中节和远节指骨,小指伸肌的肌腱加入小指指背腱膜。上述各肌的作用与其名称一致。

②深层也有 5 块肌,自外上向内下依次是旋后肌(supinator)、拇长展肌(abductor pollicislongus)、拇短伸肌(extensor pollicis brevis)、拇长伸肌(extensor pollicis longus)和示指伸肌(exten sotindicis)。其中,旋后肌起于尺骨近侧端背面,止于桡骨上段前面,其他 4 块肌均起于尺、桡骨背面,分别止于拇指和食指。上述各肌的作用与其名称相同。

4.手肌

手肌全是短小的肌肉,集中分布于手的掌面,分外侧、内侧和中间三群(图2-39)。

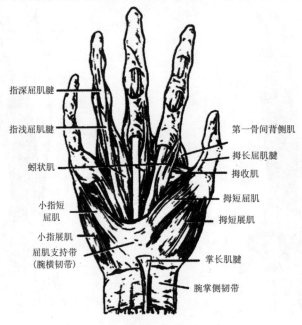

指深屈肌腱　　　第一骨间背侧肌
指浅屈肌腱　　　拇长屈肌腱
蚓状肌　　　　　拇收肌
　　　　　　　　拇短屈肌
小指短屈肌　　　拇短展肌
小指展肌　　　　掌长肌腱
屈肌支持带
(腕横韧带)　　　腕掌侧韧带

图 2-39　手肌

(1)外侧群。

外侧群形成手掌外侧的隆起,称为鱼际(thenar),由浅、深两层共 4 块肌组成。浅层有拇短展肌、拇短屈肌;深层有拇对掌肌、拇收肌。其作用为使拇指做屈、收、展和对掌等运动。

(2)内侧群。

内侧群形成手掌内侧的隆起,称为小鱼际(hypothenar),主要有 3 块,也分浅、深两层。浅层有小指展肌和小指短屈肌;深层为小指对掌肌。其收缩能使小指做屈、展和对掌运动。

（3）中间群。

中间群位于掌心及掌骨间，包括 4 块蚓状肌和 7 块骨间肌。其作用为屈掌指关节、伸指骨间关节和使手指内收、外展。

（二）下肢肌

下肢肌较上肢肌粗壮强大，与维持直立姿势、支持体重和行走相适应。下肢肌按部位可分为髋肌、大腿肌、小腿肌和足肌。

1. 髋肌

髋肌又称盆带肌，主要起自骨盆的内面或外面，跨越髋关节，止于股骨，能运动髋关节，按其所在的部位和作用可分为前、后两群。

（1）前群。

前群主要包括髂腰肌和阔筋膜张肌，其作用分别是使髋关节前屈、旋外和使阔筋膜紧张并屈髋（图 2-40）。

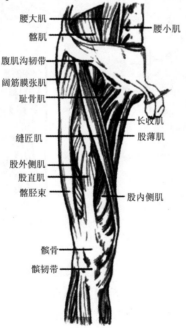

腰大肌　腰小肌
髂肌
腹肌沟韧带
阔筋膜张肌
耻骨肌
长收肌
缝匠肌　股薄肌
股外侧肌
股直肌
髂胫束
股内侧肌
髌骨
髌韧带

图 2-40　髋肌和大腿肌前群

①髂腰肌。髂腰肌由腰大肌和髂肌组成。腰大肌起自腰椎体侧面；髂肌起自髂窝。两肌向下汇合，经腹股沟韧带深面，止于股骨小转子。腰大肌被一筋膜鞘包裹，当患腰椎结核时，有时脓液可沿此鞘流入髂窝或大腿根部。其作用为使髋关节前屈和旋外；下肢固定时，可使躯干和骨盆前屈。

②阔筋膜张肌。阔筋膜张肌位于大腿上部前外侧，起自髂前上棘，肌腹被包在阔筋膜的两层之间，向下移行为髂胫束，止于胫骨外侧髁。其作用为紧张阔筋膜并屈髋。由于阔筋膜张肌位置较浅，有恒定的血管神经分布，切取后有臀肌等代偿，对功能影响不大，是临床常选用的肌皮瓣或髂胫束瓣的供体。

（2）后群。

后群主要位于臀部，又称臀肌，主要包括臀大肌、臀中肌、臀小肌和梨状肌等，主要作用为外旋、伸髋关节，是髋关节的固定肌（图 2-41）。

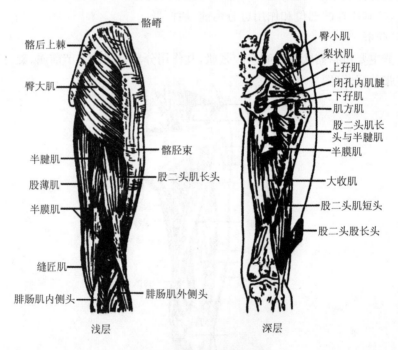

浅层　　　　　　　　深层

图 2-41　髋肌和大腿肌后群

①臀大肌。臀大肌位于臀部皮下，由于人类直立姿势的影响，故大而肥厚，形成特有的臀部膨隆。起自髂骨外面和骶骨、尾骨的后面，肌束斜向下外，止于髂胫束和股骨的臀肌粗隆。其作用为伸髋关节，此外尚可使股骨旋外。

②臀中肌。臀中肌位于臀大肌的深面,肌束肥厚,是肌内注射的常用部位。

③臀小肌。臀小肌位于臀中肌的深面。臀中肌和臀小肌协同作用使髋关节外展,前部肌束能使髋关节旋内,后部肌束则使髋关节旋外。

④梨状肌。梨状肌起于骶骨前面,向外经坐骨大孔,止于股骨大转子。在坐骨大孔处,上、下缘均留有空隙,分别称为梨状肌上孔和梨状肌下孔,均有血管神经通过。出入梨状肌下孔的结构中最外侧的是坐骨神经,梨状肌及其周围结构病变时均可能在此处对坐骨神经产生压迫,导致疼痛。该肌的作用是使髋关节外展和旋外。

2.大腿肌

大腿肌位于股骨周围,可分为前群、后群和内侧群。

(1)前群。

前群有缝匠肌和股四头肌(图 2-40)。

①缝匠肌。缝匠肌是人体中最长的肌,呈扁带状,起于髂前上棘,经大腿的前面,转向内侧,止于胫骨上端的内侧面。其作用为屈髋关节和屈膝关节,并使已屈的膝关节旋内。

②股四头肌。股四头肌是全身最大的肌,有 4 个头,即股直肌、股内侧肌、股外侧肌和股中间肌。股直肌位于大腿前面,起自髂前下棘;股内侧肌和股外侧肌分别起自股骨粗线内、外侧唇;股中间肌位于股直肌的深面,在股内、外侧肌之间,起自股骨体的前面。4 个头向下形成 1 个腱,包绕髌骨的前面和两侧,继而下延为髌韧带,止于胫骨粗隆。其作用为膝关节强有力的伸肌,股直肌还有屈髋关节的作用。

(2)内侧群。

内侧群共有 5 块肌,位于大腿的内侧,分层排列(图 2-40、图 2-42)。浅层自外侧向内侧有耻骨肌(pectineus)、长收肌(adductor longus)和股薄肌(gracilis)。在耻骨肌和长收肌的深面,为短收肌(adductor brevis)。在上述肌的深面有 1 块呈三角形的宽而厚的大收肌(adductor magnus)。

内侧群肌均起自闭孔周围的耻骨支、坐骨支和坐骨结节等骨面,除股薄肌止于胫骨上端的内侧以外,其他各肌都止于股骨粗线,大收肌还有一个腱止于股骨内上髁上方的收肌结节,此腱与股骨之间有一裂孔,称为收肌腱裂孔,有大血管通过。其作用为使大腿内收。

股薄肌位置表浅,是内收肌群中的非主要作用肌,切除后对功能影响不大,它有恒定的血管神经束,故为临床常用的移植肌瓣的供体。

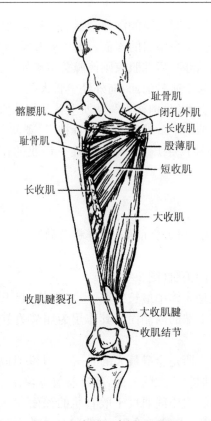

图 2-42　大腿肌内侧群(深层)

(3)后群。

后群位于大腿后面,共有 3 块肌(图 2-41)。

①股二头肌。股二头肌位于股后的外侧,有长、短两个头。长头起自坐骨结节,短头起自股骨粗线,两头合并后,以长腱止于腓骨头。

②半腱肌。半腱肌位于股后的内侧,肌腱细长,几乎占肌的一半,与股二头肌长头一起起自坐骨结节,止于胫骨上端的内侧。

③半膜肌。半膜肌在半腱肌的深面,以扁薄的腱膜起自坐骨结节,此薄腱膜几乎占肌的一半,肌的下端以腱止于胫骨内侧髁的后面。

其作用为可以屈膝关节,伸髋关节。屈膝时,股二头肌可以使小腿旋外,而半腱肌和半膜肌则使小腿旋内。

3. 小腿肌

小腿肌分为前群、后群和外侧群（图 2-43、图 2-44）。前群有胫骨前肌、趾长伸肌等；外侧群有腓骨长肌和腓骨短肌；后群包括浅、深两层，浅层为强大的小腿三头肌，深层有 3 块肌。小腿三头肌浅表的两个头称为腓肠肌，较深的一个头是比目鱼肌，肌束向下移行为肌腱，和腓肠肌的腱合成跟腱止于跟骨，收缩时屈踝关节和屈膝关节，在站立时，能固定踝关节和膝关节，以防止身体向前倾斜。

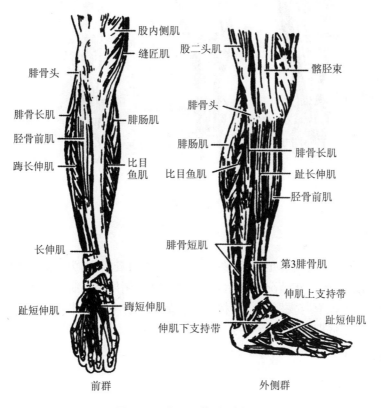

图 2-43　**小腿肌前群、外侧群**

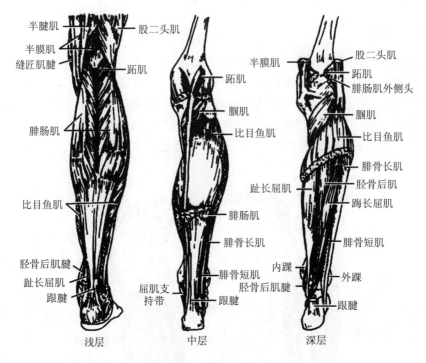

半腱肌
半膜肌
缝匠肌腱
跖肌
腓肠肌
比目鱼肌
胫骨后肌腱
趾长屈肌
跟腱
浅层

股二头肌
跖肌
腘肌
比目鱼肌
趾长屈肌
腓肠肌
腓骨长肌
腓骨短肌
屈肌支持带
胫骨后肌腱
跟腱
中层

半膜肌
股二头肌
跖肌
腓肠肌外侧头
腘肌
比目鱼肌
腓骨长肌
胫骨后肌
踇长屈肌
腓骨短肌
内踝
外踝
跟腱
深层

图 2-44　小腿肌后群

4.足肌

足肌可分为足背肌和足底肌(图 2-45)。足背肌较弱小,为伸拇趾和第 2～4 趾的小肌。足底肌的配布情况和作用与手掌肌相似,例如足底肌也分为内侧群、外侧群和中间群,但没有与躅趾和小趾相当的对掌肌。在中间群中,足底有 1 块足底方肌,它与其他足底肌一起维持足弓;在跖骨间隙也有 3 块骨间足底肌和 4 块骨间背侧肌,它们以第 2 趾的中线为中心,分别使足趾相互靠拢或彼此分开。

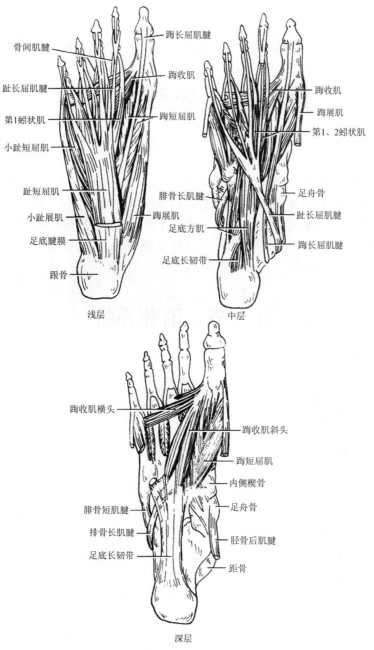

骨间肌腱

趾长屈肌腱

第1蚓状肌

小趾短屈肌

趾短屈肌

小趾展肌

足底腱膜

跟骨

浅层

踇长屈肌腱

踇收肌

踇短屈肌

腓骨长肌腱

踇展肌

足底方肌

足底长韧带

踇收肌

踇展肌

第1、2蚓状肌

足舟骨

趾长屈肌腱

踇长屈肌腱

中层

踇收肌横头

腓骨短肌腱

排骨长肌腱

足底长韧带

踇收肌斜头

踇短屈肌

内侧楔骨

足舟骨

胫骨后肌腱

距骨

深层

图 2-45 足底肌

第三章　内脏学分析

在人体解剖学中,通常将消化系统、呼吸系统、泌尿、生殖4个系统的器官合称内脏。内脏学是指研究内脏各器官的位置、形态及结构的科学。内脏的主要功能是进行物质代谢和繁殖后代,其中许多器官还兼有分泌激素的功能,参与调节机体的生理活动。本章主要对消化系统、呼吸系统、泌尿系统、生殖系统进行阐释。

第一节　消化系统

一、消化管

(一)口腔

口腔(oral cavity,图 3-1)是消化管的起始部分,向前经口裂通向外界;向后借咽峡与咽连通。口腔以上、下牙弓及牙槽突、牙龈为界,分为前外侧部的口腔前庭和后内侧部的固有口腔。口腔前庭(oral vestibule)是唇、颊和牙弓间的狭窄空隙。固有口腔(oral cavity proper)位于牙弓与咽峡之间,其上壁(顶)为腭,下壁(底)为封闭口腔底的软组织和舌。当上、下牙列咬合时,口腔前庭与固有口腔之间借第3磨牙后方的间隙相通,故对于牙关紧闭的病人可经此间隙插管。

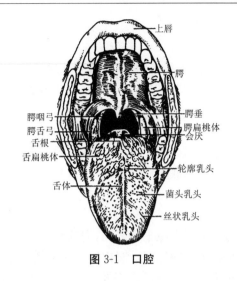

图 3-1 口腔

（二）咽

咽(pharynx)是前后略扁呈漏斗形的肌性管道,位于颈椎前方,上起颅底,下至第 6 颈椎下缘平面与食管相续,长约 12 cm。咽的前壁不完整,分别与鼻腔、口腔和喉腔相通。咽以软腭下缘和会厌上缘为界,分为鼻咽、口咽和喉咽 3 部。咽是消化和呼吸的共同通道(图 3-2)。

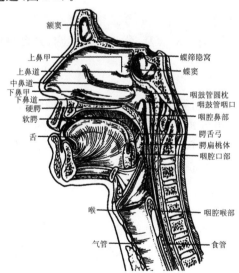

图 3-2 头正中矢状面

1.鼻咽

鼻咽上附颅底,下至软腭下缘平面,前经鼻后孔通鼻腔。后壁黏膜内有丰富的淋巴组织,称为咽扁桃体,婴幼儿较发达,6～10岁逐渐退化。侧壁上有咽鼓管咽口,位于下鼻甲后方约1 cm外,与中耳鼓室相通。位于咽鼓管咽口附近的淋巴组织称为咽鼓管扁桃体。咽鼓管咽口的前、上和后方的明显隆起称为咽鼓管圆枕,为寻找咽鼓管咽口的标志。咽鼓管圆枕的后方与咽后壁之间的纵行凹陷称为咽隐窝,是鼻咽癌的易发部位,该窝底正对破裂孔下方,鼻咽癌可经此孔转移至颅内。

2.口咽

口咽位于软腭下缘和会厌上缘平面之间,向前经咽峡通口腔。在外侧壁,腭舌弓和腭咽弓之间的隐窝称为扁桃体窝。窝内容纳腭扁桃体,6岁以前发育较快,青春期以后开始萎缩。腭扁桃体由淋巴组织及其表面的黏膜构成。黏膜上皮下陷,形成10～20个大小不等的小凹,称为腭扁桃体小窝,发炎时常有脓液滞留。

咽扁桃体、咽鼓管扁桃体、腭扁桃体和舌扁桃体共同围成咽淋巴环,是消化道和呼吸道起始部的重要防御装置。

3.喉咽

喉咽上起自会厌上缘平面,下至第6颈椎下缘平面与食管相续,向前经喉口通喉腔。在喉口两侧的下方有1对深窝,称为梨状隐窝,是食物易滞留的部位。

(三)食管

食管(esophagus)是一前后略扁的肌性管道,是消化管各部中最狭窄的部分,长约25 cm。依其行程可分颈、胸、腹3部分。颈部长约5 cm,平第6颈椎体下缘至胸骨的颈静脉切迹平面之间;胸部最长,为18～20 cm,由胸骨的颈静脉切迹平面至膈的食管裂孔之间;腹部长仅1～2cm,由膈的食管裂孔处至胃的贲门。

1.食管的位置及毗邻

食管上端起自第6颈椎体下缘处续于咽,下端至第11胸椎左侧连于胃。食管在颈部沿脊柱的前方和气管的后方下行入胸腔,在胸部先行气管与脊柱之间(稍偏左),即穿过左主支气管之后,再沿胸主动脉右侧下行,至第9胸椎平面斜跨胸主动脉的前方至其左侧,然后穿膈的食管裂孔至腹腔,续于胃的贲门(图3-3)。

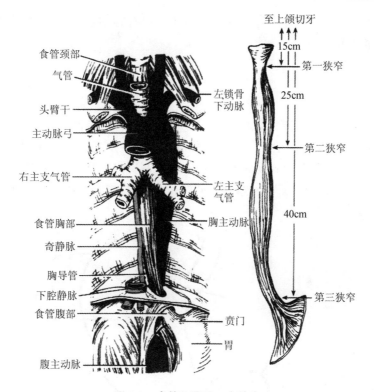

图 3-3　**食管位置及 3 个狭窄**

2.食管的狭窄

食管全长粗细不等,有 3 个生理性狭窄(图 3-3)。

(1)第一个狭窄位于咽与食管相续处,正对第 6 颈椎体下缘平面,距中切牙约 15 cm。

(2)第二个狭窄位于食管与左主支气管交叉处,平第 4、5 胸椎之间,距中切牙约 25 cm。

(3)第三个狭窄位于食管穿过食管裂孔处,平第 10 胸椎平面,距中切牙约 40 cm。

这些狭窄是食管异物易滞留的部位,也是肿瘤的易发部位。

(四)胃

胃(stomach)是消化管最膨大的部分,上接食管,下续十二指肠。成人胃的容积约1 500 mL,新生儿胃的容积约为 30 mL。胃有容纳食物、分泌胃液并对食物进行初步消化的功能。

1.胃的形态和分部

(1)胃的形态。

胃是囊袋状肌性器官,有入、出两口,大、小两弯,前、后两壁。胃的入口称为贲门,与食管相接;出口称为幽门,与十二指肠相续。在幽门处,幽门括约肌表面的黏膜突入腔内,形成环形的皱襞称为幽门瓣,有控制胃内容物排空的作用。胃的右上缘短且凹向右上方,称为胃小弯,其最低处有一钝角,称为角切迹;下缘较长并凸向左下方,称为胃大弯(图 3-4)。

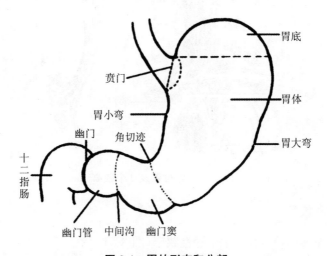

图 3-4　胃的形态和分部

胃的前壁朝向前上方,后壁朝向后下方。

(2)胃的分部。

胃可分为四部,即贲门部、胃底、胃体和幽门部。贲门部位于贲门附近;贲门平面左侧向上凸出的部分称为胃底,此部内常存有气体;胃底与角切迹之间的大部分称为胃体;角切迹与幽门之间的部分称为幽门部,临床称此部为胃窦。在幽门部大弯侧有一不甚明显的浅沟,称为中间沟,此沟将幽门部分为右侧管腔较小的幽门管和左侧较为宽大的幽门窦,幽门窦近小弯侧是胃溃疡和胃癌的好发部位。

2.胃的位置和毗邻

(1)胃的位置。

胃常因体型、体位和充盈程度的不同而有较大的变化。胃在中等充盈状态下，卧位时,大部分位于左季肋区,小部分位于腹上区。贲门和幽门位置较恒定,贲门位于第 11 胸椎体左侧,幽门位于第 1 腰椎体右侧。矮胖体型者胃的位置较高；瘦长体型者胃的位置较低；卧位时胃可上移；立位时胃大弯可达脐平面。

(2)胃的毗邻。

胃前壁在右侧与肝左叶相邻,左侧与膈相邻,并被左肋弓所遮盖,中间部在剑突下方与腹前壁直接相贴,剑突下方是临床上胃触诊的部位。胃后壁与胰、横结肠、左肾和左肾上腺相邻。胃底与脾和膈相邻。

（五）小肠

小肠(small intestine)是消化管中最长的一段,成人的小肠全长 5～7 m,是消化和吸收的重要器官,上起幽门,下接盲肠,分为十二指肠、空肠与回肠 3 部。

1.十二指肠

十二指肠介于胃与空肠之间,成人长度为 20～25 cm,紧贴腹后壁,是小肠中长度最短、管径最大、位置最深且最为固定的小肠段。胰管与胆总管共同开口于十二指肠。因此,它既接受胃液,又接受胰液和胆汁的注入,其消化功能十分重要。十二指肠呈"C"形,包绕胰头,可分为上部、降部、水平部和升部 4 部(图 3-5)。

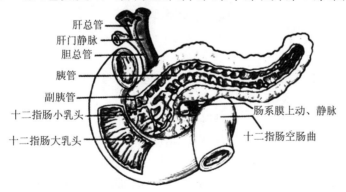

肝总管
肝门静脉
胆总管
胰管
副胰管
十二指肠小乳头
十二指肠大乳头
肠系膜上动、静脉
十二指肠空肠曲

图 3-5　十二指肠、胰和胆道

2.空肠和回肠

空肠与回肠在腹腔内迂曲盘旋形成肠襻,两者之间没有明显的分界。空肠始于十二指肠空肠曲,占空肠、回肠全长的近侧 2/5,位居腹腔的左上部;回肠占空肠、回肠全长的远侧 3/5,在右髂窝续盲肠。回肠位于腹腔右下部,部分位于盆腔内。

空肠与回肠的黏膜形成许多环状襞,襞上有大量小肠绒毛,因而大大增加了小肠的吸收面积。黏膜层和黏膜下层内含有两种淋巴滤泡,即孤立淋巴滤泡和集合淋巴滤泡。前者分散于空肠与回肠黏膜内;后者多见于回肠下部,有 20~30 个,呈梭形,其长轴与小肠长轴一致,常位于回肠的对系膜缘(图 3-6)。肠伤寒的病变主要发生于集合淋巴滤泡,常并发肠穿孔或肠出血。

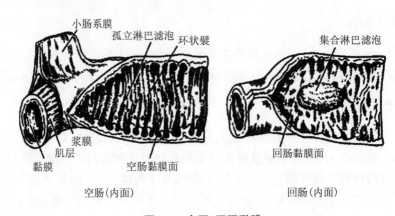

图 3-6 空肠、回肠黏膜

(六)大肠

大肠(large intestine)是消化管的下段,起始端与回肠相接,末端终于肛门,全长 1.5 m,分为盲肠、阑尾、结肠、直肠和肛管 5 部分。除直肠、肛管和阑尾外,盲肠和结肠具有 3 种特征性结构,即结肠带、结肠袋和肠脂垂(图 3-7),是腹部手术时鉴别大、小肠的主要依据。其结构如下:①结肠带有 3 条,由肠壁的纵行肌局部增厚而形成,沿肠管纵轴平行排列,3 条结肠带均汇集于阑尾根部;②由于结肠带较肠管短,使肠管形成许多由横沟隔开的囊状突;③肠脂垂是沿结肠带两侧分布的许多大小不等的脂肪突起。

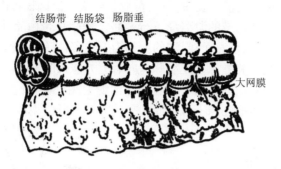

结肠带 结肠袋 肠脂垂

大网膜

图 3-7 结肠的特征(横结肠)

二、消化腺

(一)肝

肝(liver)是人体内最大的消化腺。胎儿和新生儿的肝相对较大,其体积可占腹腔容积的一半以上。成人肝的长×宽×厚约为 258 mm×152 mm×58 mm。肝的血液循环十分丰富,故活体的肝呈棕红色。肝的质地柔软而脆弱,易受外力冲击而破裂,并引起腹腔内大出血。

肝的功能极为复杂,是机体新陈代谢最活跃的器官,不仅参与蛋白质、脂类、糖类、维生素等物质的合成、转化与分解,而且还参与激素、药物等物质的转化和解毒。此外,肝还具有分泌胆汁、吞噬、防御以及在胚胎时期造血等重要功能。

1.肝的形态和分叶

肝呈不规则的楔形,可分为上、下两面,前、后、左、右四缘。肝上面膨隆,与膈相接触,故又称膈面[图 3-8(a)]。肝膈面有矢状的镰状韧带附着,借此将肝分为左、右两叶。肝左叶小而薄,肝右叶大而厚。肝膈面后部没有腹膜被覆的部分称为裸区,裸区的左侧部分有一较宽的沟,称为腔静脉沟,内有下腔静脉通过。肝下面凹凸不平,邻接一些腹腔器官,又称脏面[图 3-8(b)]。肝脏面中部有 3 条略呈"H"形的沟。其中横行的沟位于肝脏面正中,有肝左、右管,肝固有动脉左、右支,肝门静脉左、右支和肝的神经、淋巴管等由此出入,故称肝门。出入肝门的这些结构被结缔组织包绕,构成肝蒂。左侧的纵沟较窄而深,沟的前部内有肝圆韧带通过,称为肝圆韧带裂;后部容纳静脉韧带,称为静脉韧带裂。肝圆韧带由胎儿时期的脐静脉闭锁而成,经肝镰状韧带的游离缘下行至脐。静脉韧带由胎儿时期的静脉导管闭锁而成。右侧的纵沟较宽而浅,沟的前部为一浅窝,容纳胆囊,故称为胆囊窝;后部为腔静脉沟,容纳下腔静脉。腔静脉沟向后上方伸入肝膈面,此沟与胆囊窝虽不相连,但可视为肝门右侧的纵沟。在腔静脉沟的上端处,有肝左、中、右静脉,出肝后立即注入下腔静脉,故临床上常称此沟上端为第二肝门。

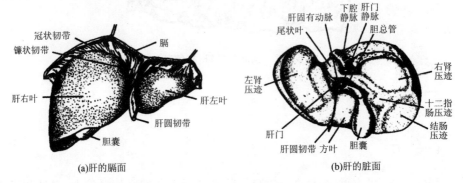

图 3-8　肝

2.肝的位置及毗邻

肝大部分位于右季肋区和腹上区,小部分位于左季肋区。前面大部分被肋弓所掩盖,仅在腹上区的左、右肋弓之间,有一小部分露出于剑突下方,直接与腹前壁相接触。肝的上界与膈穹一致,可用下述 3 点的连线来表示其上界,即右锁骨中线与第 5 肋交点处;前正中线与剑胸结合交点处;左锁骨中线与第 5 肋间隙交点处。肝的下界与肝前缘一致,右侧与右肋弓一致;中部超出剑突下约 3 cm;左侧被左肋弓掩盖。故在体检时,在右肋弓下不能触及肝。但 3 岁以下的幼儿,由于腹腔容积较小,而肝的体积相对较大,肝前缘可低于右肋弓下 1.5~2.0 cm;7 岁以后,在右肋弓下则不能触及,若能触及时,则应考虑为病理性肝大。

肝的上面借镰状韧带和冠状韧带连于膈的下面,因而在呼吸时,肝可随膈的活动而上下移动。平静呼吸时,肝的上下移动幅度为 2~3 cm。

(二)胰

胰(pancreas)是人体第二大消化腺,由外分泌部和内分泌部组成。胰的外分泌部(腺细胞)能分泌胰液,内含多种消化酶(如蛋白酶、脂肪酶、淀粉酶等),其有分解和消化蛋白质、脂肪、糖类等的作用;其内分泌部即胰岛,散在于胰实质内,胰尾部较多,主要分泌胰岛素,可调节血糖浓度。

1. 胰的位置与毗邻

胰位于腹上区和左季肋区,横置于第 1~2 腰椎体前方,并紧贴于腹后壁的狭长腺体。胰质地柔软,呈灰红色,长 17~20 cm,宽 3~5 cm,厚 1.5~2.5 cm,重 82~117 g。胰的前面隔网膜囊与胃相邻,后方有下腔静脉、胆总管、肝门静脉、腹主动脉等重要结构。其右端被十二指肠环抱,左端抵达脾门。胰的上缘约平脐上 10 cm,下缘约脐上 5 cm 处。由于胰的位置较深,前方有胃、横结肠、大网膜等遮盖,故胰病变时,早期腹壁体征往往不明显,从而增加诊断的困难度。

2. 胰的分部

胰可分为头、颈、体、尾 4 部分,各部之间无明显界限(图 3-9)。头、颈部在腹中线右侧,体、尾部在腹中线左侧。

胰头(head of pancreas)为胰右端膨大的部分,位于第 2 腰椎体的右前方,其上、下方及右侧被十二指肠包绕。在胰头的下部有一向左后上方的钩突(uncinate process)。由于钩突与胰头和胰颈之间夹有肝门静脉起始部和肠系膜上动、静脉,故胰头肿大时,会压迫肝门静脉起始部,影响其血液回流,出现腹水、脾大(脾肿大)等症状。在胰头右后方与十二指肠降部之间常有胆总管经过,有时胆总管会部分或全部被胰头实质所包埋。

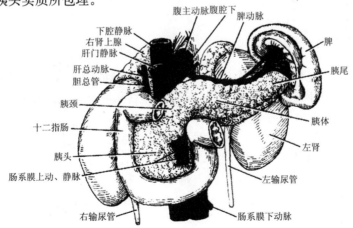

图 3-9 胰的分部和毗邻

当胰头肿大压迫胆总管时,会影响胆汁排出,发生阻塞性黄疸。

胰颈(neck of pancreas)是位于胰头与胰体之间的狭窄扁薄部分,长2～2.5 cm。胰颈的前上方邻接胃幽门,其后面有肠系膜上静脉和肝门静脉起始部通过。由于肠系膜上静脉经过胰颈后面时,没有来自胰腺的小静脉注入其中,因此进行胰头十二指肠切除术时,可沿肠系膜上静脉前面与胰颈后面之间进行剥离以备切断胰腺。

第二节　呼吸系统

一、鼻

鼻(nose)是呼吸道的起始部和嗅觉器官,由外鼻、鼻腔和鼻旁窦3部分组成。

(一)外鼻

外鼻位于颜面中央,以鼻骨和软骨为支架,被覆皮肤和少量皮下组织。外鼻骨部皮肤薄而松弛;软骨部皮肤较厚,富含皮脂腺和汗腺,痤疮和酒糟鼻易发于此。

外鼻上部较窄,与额部相连部分为鼻根,向下续为鼻背,下端为鼻尖。鼻尖两侧呈弧状隆突部分为鼻翼,呼吸困难患者可见鼻翼翕动。小儿呼吸困难时,鼻翼翕动更明显。

(二)鼻腔

鼻腔是以骨和软骨为支架,内面覆以黏膜或皮肤而构成,被鼻中隔分为左右两个鼻腔,每侧鼻腔向前经鼻孔通外界,向后经鼻后孔通鼻咽。鼻腔又以鼻阈为界,分为前下部的鼻前庭和后上部的固有鼻腔两部分(图3-10)。鼻前庭内衬以皮肤,生有鼻毛,以过滤和净化空气。固有鼻腔内衬以黏膜,在其外侧壁上,自上而下有3个卷曲突起,分别称为上鼻甲、中鼻甲和下鼻甲,3个鼻甲的下方各有一裂隙,分别称为上鼻道、中鼻道和下鼻道。在上鼻甲的后上方与鼻腔顶壁间有一凹陷,称为蝶筛隐窝。上、中鼻道及蝶筛隐窝分别有鼻旁窦的开口,下鼻道前部有鼻泪管的开口。

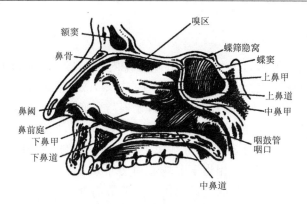

图 3-10 **鼻腔外侧壁**

鼻中隔由犁骨、筛骨垂直板、鼻中隔软骨等覆以黏膜而成,是两侧鼻腔共用的内侧壁,垂直居中者较少,多数偏向一侧。在放置人工气道时,如一侧插入困难可能是鼻中隔偏移所致。鼻中隔前下部血管丰富而浅表,此区易因外伤或干燥而致血管破裂出血,临床上称为"易出血区"。

鼻黏膜可分为嗅区和呼吸区。嗅区位于上鼻甲平面以上及与其相对应的鼻中隔黏膜,活体呈苍白色或淡黄色,内含嗅细胞,具有嗅觉功能。呼吸区范围较大,其黏膜覆盖除嗅区以外的固有鼻腔,活体呈淡红色,其特征是含有丰富的静脉丛和鼻腺,具有温暖、湿润以及过滤吸入空气的功能。

(三)鼻窦

鼻窦共 4 对,有减轻颅的重量和调节吸入气体的温度及湿度的功能,还对发音起共鸣作用(图 3-11)。

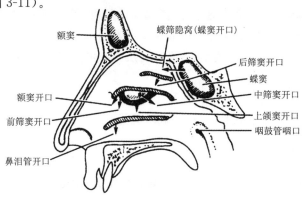

图 3-11 **鼻腔外侧壁(鼻甲切除)**

1.上颌窦

上颌窦是其中最大的 1 对,位于上颌骨体内,容积为 12～15 mL。上颌窦由前、后、内、上、下壁围成。上壁即眶下壁,骨质较薄,故上颌窦炎症或癌肿可经此壁侵入眶腔;下壁(底壁)即上颌骨的牙槽突,牙根与窦底仅隔薄层骨质或仅隔黏膜,故牙根感染常波及窦内;前壁即上颌骨体前面的尖牙窝,向内略凹陷,此处骨质也较薄,上颌窦炎时,压痛明显,也是上颌窦手术的常选入路;后壁较厚,与翼腭窝相邻;内侧壁即鼻腔的外侧壁,相当于中鼻道和大部分下鼻道,在下鼻甲附着处的下方,骨质较薄,是上颌窦穿刺的进针部位。此壁最高处有上颌窦口,位于中鼻道半月裂孔的后部,由于此口位置明显高于窦底,故上颌窦炎症化脓时,常引流不畅导致慢性上颌窦炎。

2.额窦

额窦位于额骨额鳞两层骨板之间,相当于两侧眉弓深面。眶的内上角为额窦底部,骨质最薄,发生急性额窦炎时,此处压痛明显。窦的形状和大小不一,多为三角锥体形,开口于中鼻道的筛漏斗。由于窦口低于窦体,额窦发炎时易于引流。

3.筛窦

筛窦位于筛骨迷路内,由大小不一、排列不规则的含气小房组成,分为前、中、后 3 群。前、中群分别开口于中鼻道的筛漏斗和筛泡,后群开口于上鼻道。

4.蝶窦

蝶窦位于蝶骨体内,垂体窝下方,紧邻视神经管,开口于蝶筛隐窝。鼻窦的黏膜与鼻腔黏膜相续,鼻腔的炎症常可蔓延至鼻窦而引起鼻窦炎,又由于鼻窦的位置与眶及颅腔有着密切的毗邻关系,故鼻窦的疾患有可能导致眶内或颅内的并发症。

二、喉

喉(throat)主要由喉软骨和喉肌构成,既是呼吸管道,又是发音器官。

(一)喉的位置

喉位于颈前部正中,相当于第 4～6 颈椎体前方,上通咽,下接气管。喉可随吞咽和发音上、下移动,当头部转动时,喉和咽还可左、右移动。

（二）喉的构造

喉以软骨为基础，借关节、韧带和肌肉连结而成，内衬黏膜。

1.喉软骨

喉软骨构成喉的支架，包括不成对的甲状软骨、环状软骨、会厌软骨以及成对的杓状软骨等（图 3-12）。

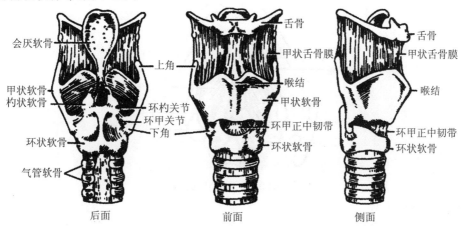

图 3-12　喉软骨及其连结

（1）甲状软骨（thyroid cartilage）。

甲状软骨是喉软骨中最大的一块，构成喉的前外侧壁，由左、右两块略呈方形的软骨板在其前缘处融合形成，融合处构成凸向前方的前角，其上端突向体表，成年男子特别显著，称为喉结（laryngeal prominence）。左、右板的后缘分别向上、下发出突起，称为上角和下角。

（2）环状软骨（criocoid cartilage）。

环状软骨位于甲状软骨下方，为喉软骨中唯一呈环形的软骨，对于保持呼吸道畅通有极为重要的作用。它由后方的环状软骨板和前方的环状软骨弓两部分构成。环状软骨弓平对第 6 颈椎，是颈部的重要标志之一。

（3）会厌软骨（epiglottic cartilage）。

会厌软骨形似上宽下窄的叶状，下端借韧带连于甲状软骨。会厌软骨被覆黏膜构成会厌（epiglottis）。会厌位于喉入口的前方，当吞咽时，喉上提，会厌关闭喉口，防止食物误入喉腔。

（4）杓状软骨（arytenoid cartilage）。

杓状软骨近似三面锥体形，底朝下与环状软骨板上缘的关节面构成环杓关节。由底向前伸出的突起，有声韧带附着，称为声带突。由底向外侧伸出的突起称为肌突，有喉肌附着。

2. 喉的连结

喉的连结包括喉软骨之间以及喉与舌骨和气管间的连结（图 3-13）。

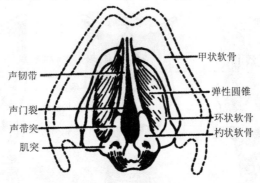

图 3-13　喉的连结

（1）环甲关节。

环甲关节由甲状软骨下角与环状软骨外侧面的关节面构成。甲状软骨在冠状轴上做前倾和复位运动，使声带紧张或松弛，以调节声调的高低。

（2）环杓关节。

环杓关节由杓状软骨底与环状软骨板上缘的关节面构成。杓状软骨在垂直轴上做旋转运动，使声门开大和缩小，以调节音量的大小和声调的高低。

（3）甲状舌骨膜。

甲状舌骨膜为连于甲状软骨与舌骨之间的薄膜，富含弹性纤维。

（4）方形膜。

左、右各一，呈斜方形，由会厌软骨两侧缘和甲状软骨前角内面向后附着于杓状软骨前内侧缘。该膜下缘游离，张于甲状软骨前角内面与杓状软骨前内侧缘之间，称为前庭韧带。

（5）弹性圆锥。

弹性圆锥为上窄下宽的圆锥形弹性纤维膜，自甲状软骨前角内面中点起始，向后附于杓状软骨声带突，向下附于环状软骨上缘的内侧。弹性圆锥上缘游离增厚，称为声韧带。此膜前部位于甲状软骨下缘与环状软骨弓之间，称为环甲正中韧带

（又称环甲膜）。发生急性喉阻塞时，可切开此韧带或进行暂时穿刺。

（6）环状软骨气管韧带。

环状软骨气管韧带连于环状软骨下缘与第1气管软骨环之间。

（三）喉肌

喉肌属横纹肌，附着于喉软骨表面，其作用是紧张或松弛声带，开大或缩小声门裂，并可缩小喉口（图3-14及表3-1）。

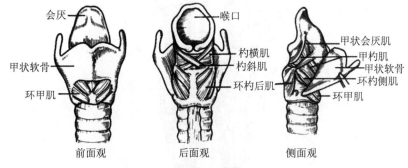

会厌 喉口
甲状软骨 杓横肌
环甲肌 杓斜肌
环杓后肌
甲状会厌肌
甲杓肌
甲状软骨
环杓侧肌
环甲肌

前面观　　　　后面观　　　　侧面观

图 3-14　喉肌

表 3-1　喉肌的位置、起止点及作用

名称	位置	起点	止点	作用
环甲肌	喉前面	环状软骨弓前外侧面	甲状软骨下缘、下角	拉长、紧张声带
环杓后肌	环状软骨板后面	环状软骨板后面	同侧杓状软骨肌突	开大声门裂，紧张声带
环杓侧肌	喉侧部	环状软骨弓上缘和外侧面	杓状软骨肌突	声门裂变窄
甲杓肌	在声襞内	甲状软骨前角后面	杓状软骨外侧面声带突	使声襞变短、松弛，喉口缩小
杓横肌	杓状软骨后面	杓状软骨肌突	对侧杓状软骨肌突	紧张声带、缩小喉口
杓斜肌	环杓后肌后方杓状软骨后面	杓状软骨	对侧杓状软骨尖	缩小喉口，与杓横肌共同收缩关闭喉口
杓会厌肌	杓横肌前面	杓状软骨尖	会厌软骨、甲状会厌韧带	关闭喉口

（四）喉腔

喉腔是由喉软骨、韧带、纤维膜、喉肌、喉黏膜等围成的管腔。喉上经喉口与喉咽相通，下至环状软骨下缘通气管。喉的黏膜也与咽和气管的黏膜相连（图 3-15）。

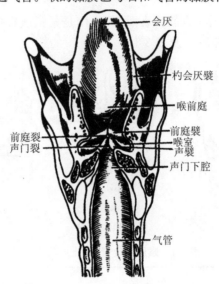

会厌

杓会厌襞

喉前庭

前庭襞
喉室
声襞

声门下腔

气管

前庭裂
声门裂

图 3-15　喉腔（冠状断面）

1. 喉腔的形态

喉的入口称为喉口，朝向后上方，由会厌上缘、杓状会厌襞、杓间切迹等围成。

喉腔内有上、下两对黏膜皱襞自外侧壁突入腔内，上面一对称为前庭襞（vestibular fold），活体呈粉红色，自甲状软骨前角中部连至杓状软骨声带突上部。左右两襞间的裂隙，前窄后宽，称为前庭裂（rima vestibuli）。下面的一对称为声襞（vocal fold），活体颜色较白，且较前庭襞更向内侧突出，自甲状软骨前角中部连至杓状软骨的声带突。位于左、右声襞及杓状软骨间的窄隙，称为声门裂（fissure of glottis），是喉腔最狭窄的部位。

2. 喉腔的分部

喉腔借前庭裂和声门裂分成上、中、下部。喉口与前庭裂之间的部分称为喉前庭（laryngeal vestibule）。前庭裂与声门裂之间称为喉中间腔（intermediate cavity of larynx），是喉腔 3 部中容积最小的部位。喉中间腔向两侧延伸于前庭襞与声襞之间的梭形隐窝，称为喉室（ventricle of larynx）。声门裂以下部分称为声门下腔（infraglottic cavity），上窄下宽，略呈圆锥形。声门下腔的黏膜下组织比较疏松，发生炎症时易引起水肿，尤其是婴幼儿因喉腔较窄小，水肿时容易引起喉阻塞，导致呼吸困难。

三、气管与支气管

气管与支气管是气体进出肺的管道，以"C"形的软骨为支架，以保持其开放状态。各透明软骨的后壁缺少软骨，被平滑肌和结缔组织构成的膜壁封闭。相邻的软骨间借韧带连结。

（一）气管

气管位于食管前方，上接环状软骨，经颈部正中，下行入胸腔（图 3-16）。气管后壁略平，成人长 11～13 cm，由 16～20 个软骨环以及连接各环之间的结缔组织和平滑肌构成，气管内面衬以黏膜。气管上端平第 6 颈椎下缘，向下在胸骨角平面（平对第 4 胸椎椎体下缘）分为左、右主支气管，分杈处称为气管杈，气管杈内面向上凸、略偏左侧的半月形纵嵴称为气管隆嵴，是支气管镜检查的定位标志。

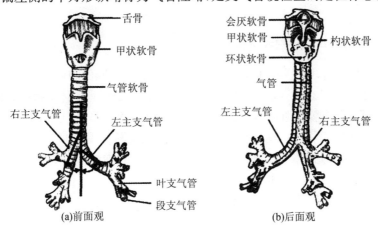

图 3-16　气管及支气管

根据气管的行程与位置，可分为颈部和胸部。颈部较粗，位置表浅，沿前正中线下行，在颈静脉切迹上方可以扪及。胸部较长，位于上纵隔内，两侧胸膜腔之间。环状软骨可作为向下检查气管软骨环的标志，气管切开术通常在第 3～5 气管软骨环处进行。

(二)支气管

支气管是指由气管分出的各级分支。由气管分出,进入肺门的一级支气管,称为左、右主支气管(表 3-2)。

表 3-2　支气管的比较

结构特点	左支气管	右支气管
外径(cm)	细(0.9~1.4)	粗(1.2~1.5)
气管长度(cm)	长(4.5~5.2)	短(1.9~2.6)
走向(倾斜度)	斜行	较直
嵴下角(与气管中线的延长线形成的夹角)	大(35°~36°)	小(22°~25°)
软骨环(个)	7~8	3~4

由于左、右主支气管形态差别以及右肺通气量大、气管隆嵴略偏左侧,气管异物多进入右侧。

四、肺

(一)肺的位置和形态

肺位于胸腔内,居纵隔两侧,膈的上方,左、右各一。膈的右侧部较为隆起,故右肺较宽短;心的大部偏左,故左肺较狭长(图 3-17)。肺是进行气体交换的器官。

肺表面覆有浆膜即脏胸膜,光滑湿润。婴幼儿的肺呈淡红色,但随着年龄增长,吸入空气中的不溶性尘埃沉积下来,使其颜色逐渐变得灰暗,可呈蓝黑色或棕黑色斑点,吸烟者尤甚。肺质软而轻,呈海绵状且富有弹性。长期在粉尘环境下作业的人,若保护不当,可致尘肺。

肺形似半个圆锥体,具有一尖、一底、两面和三缘(图 3-18)。肺尖较钝圆,经胸廓上口突至颈根部,高出锁骨内侧 1/3 处上方 2~3 cm。肺底略向上凹陷,与膈相邻,又称膈面。前外侧面邻胸壁内面,较隆凸,又称胸肋面。内侧面紧邻纵隔,又称纵隔面,其中部凹陷称为肺门,是主支气管、肺动脉、肺静脉、淋巴管、神经等进出的部位。这些出入肺门的结构被结缔组织包绕,构成肺根。肺的前缘薄锐,左肺前缘下部的弧形凹陷称为心切迹。肺的后缘居脊柱两侧,较圆钝,下缘较锐利。

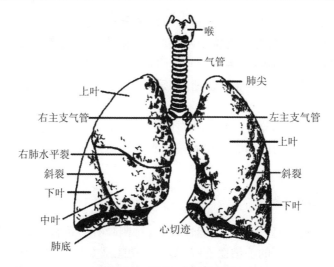

喉

气管

肺尖

上叶

右主支气管

左主支气管

上叶

右肺水平裂

斜裂

斜裂

下叶

下叶

中叶

肺底

心切迹

图 3-17　气管、支气管和肺

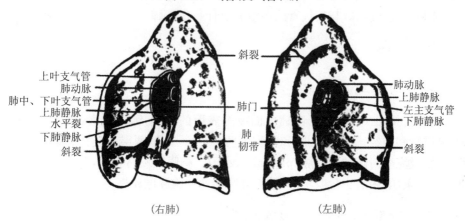

斜裂

上叶支气管

肺动脉

肺中、下叶支气管

肺动脉

上肺静脉

上肺静脉

左主支气管

水平裂

肺门

下肺静脉

下肺静脉

肺韧带

斜裂

斜裂

（右肺）

（左肺）

图 3-18　肺的内侧面

左肺由自后上斜向前下方的一条斜裂分为上、下二叶。右肺除斜裂外,还有一条近乎水平方向的水平裂,将其分为上、中、下三叶。

（二）肺内支气管和支气管肺段

左、右主支气管（一级支气管）进入肺门处分为肺叶支气管（二级支气管）,进入肺叶。肺叶支气管在各肺叶内再分为肺段支气管（三级支气管）。支气管在肺内反复分支形成支气管树。每一肺段支气管及其所属的肺组织称为支气管肺段。

　　每一肺段有一个肺段支气管分布。肺动脉分支、支气管动脉分支与支气管分支相伴行进入肺段,肺静脉属支位于两肺段之间。相邻肺段间被少许疏松结缔组织相分隔。肺段略呈圆锥形,尖端朝向肺门,底部达肺表面。肺段的结构和功能有相对的独立性,临床上进行定位诊断,如病变局限在某肺段之内,可做该肺段切除术。

　　依照肺段支气管的分支分布,左、右肺各分为 10 个肺段。左肺上叶的尖段和后段支气管以及下叶的内侧底段和前底段支气管均常发自一个支气管干,因此左肺可分为 8 个肺段。

(三)肺的血管

　　肺有两套血管,一套为肺的功能性血管,每侧肺有一条肺动脉和两条肺静脉,在肺内连于肺泡壁周围的毛细血管网,其主要功能是参与气体交换;另一套为肺的营养性血管,即支气管血管,供给氧气和营养物质,每侧肺有 1~2 条较细小的支气管动脉和支气管静脉,与支气管的各级分支伴行出入肺。

五、胸膜

(一)胸膜与胸膜腔

　　胸膜(pleura)为被覆于胸廓内面及肺表面的浆膜,薄而光滑,具有丰富的血管、淋巴管和神经,分为脏胸膜和壁胸膜两部分。脏、壁两层胸膜在肺根周围相互移行,围成完全封闭的胸膜腔(pleural cavity)。胸膜腔左右各一,互不相通。正常胸膜腔为负压,内有少量浆液,可减少呼吸时两层胸膜的摩擦。

(二)胸膜的分部与胸膜隐窝

　　脏胸膜覆于肺的表面,与肺紧密结合,并伸入肺裂内。壁胸膜覆于胸廓的内面,按其所覆盖的部位分为 4 部分:①胸膜顶,经胸廓上口伸向颈根部,高出锁骨内侧 1/3 处上方 2~3 cm,包被在肺尖的上方;②肋胸膜,覆于胸廓的内面,贴肋和肋间肌;③膈胸膜,覆盖于膈上面,与膈肌紧密相贴;④纵隔胸膜,覆于纵隔的两侧,其中部包绕肺根并移行为脏胸膜。

　　不同部分的壁胸膜相互移行处的胸膜腔,即使在做深吸气时,肺缘也不会深入其间,称为胸膜隐窝。其中最大的为肋膈隐窝,由肋胸膜与膈胸膜返折形成,是胸膜腔的最低点。

胸膜腔左右各一,胸膜炎症的渗出液常积聚于此,所以该处为临床胸膜腔穿刺或引流的部位。此外,左侧的胸膜腔在肋胸膜与纵隔胸膜返折处,还有较明显的肋纵隔隐窝等。

(三)胸膜的体表投影

1.胸膜顶和胸膜前界的体表投影

同肺尖和肺前缘的体表投影基本一致。由于左、右胸膜返折线上下两端相互分开,所以在胸骨后方形成两个三角形间隙,上方的间隙称为胸腺区,内有胸腺;下方的间隙称为心包区,内有心及心包。

2.胸膜下界的体表投影

两侧胸膜下界的体表投影比两肺下缘的体表投影约低两个肋,但在肩胛线上与第 11 肋相交,在接近脊柱时平第 12 胸椎棘突(图 3-19)。

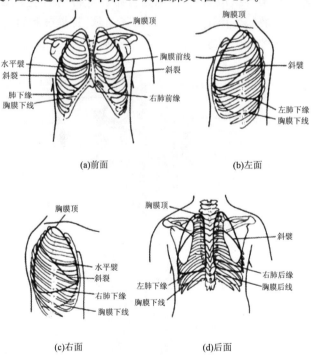

图 3-19　**肺与胸膜的体表投影**

第三节　泌尿系统

一、肾

肾(kidney)是红褐色的实质性器官,质柔软,重量 120～150 g。

(一)肾的形态

肾外形似蚕豆状,可分为上、下两端,前、后两面,内侧和外侧两缘。上、下两端均为钝圆形。肾的前面隆凸,朝向前外,后面平坦,紧贴腹后壁。肾的外侧缘隆凸,内侧缘的中央部凹陷,称为肾门,是肾血管、肾盂、淋巴管、神经等出入之处。这些出入肾门的结构被结缔组织包裹成束,称为肾蒂。肾蒂内的主要结构由前向后依次为肾静脉、肾动脉和肾盂;由上至下依次为肾动脉、肾静脉和肾盂。由肾门向肾实质内凹陷形成的大腔称为肾窦,肾窦内容纳肾血管、肾小盏、肾大盏、肾盂、脂肪等结构(图 3-20)。

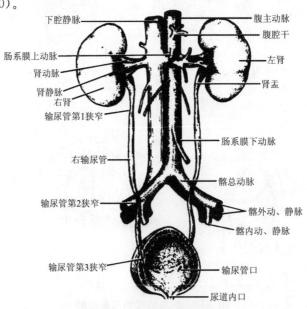

图 3-20　肾、输尿管和膀胱

（二）肾的位置

肾位于脊柱两旁，紧贴腹后壁稍上部，是腹膜外位器官。左肾上端一般与第11 胸椎下缘平齐，下端平第 2 腰椎下缘。第 12 肋斜过左肾后面的中部。右肾因受肝的影响，其位置较左肾约低半个椎体。第 12 肋斜过右肾后方的上部。肾门约平第 1 腰椎平面。肾门在腹后壁的投影一般在竖脊肌外缘与第 12 肋所成的夹角内，称为肾区。当发生某些肾疾病时，触压或叩击此区，会有疼痛感。肾的位置一般女性略低于男性，儿童低于成人，新生儿肾的位置最低（图 3-21）。

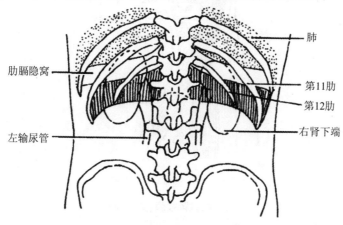

图 3-21　肾的位置（后面观）

（三）肾的被膜

肾的表面有 3 层被膜包绕，由内向外依次是纤维囊、脂肪囊和肾筋膜（图3-22）。

1.纤维囊

纤维囊紧贴在肾表面，为薄层致密结缔组织膜。生理情况下，易从肾表面剥离；但在病理情况下，与肾实质发生粘连，不容易剥离。在肾破裂或肾部分切除时，需缝合此膜。

2.脂肪囊

脂肪囊为包绕在纤维囊外周的脂肪层。脂肪囊在肾的边缘丰富，并经肾门与肾窦内的脂肪组织相延续,对肾具有保护作用。临床上做肾囊封闭,就是将药物注入肾脂肪囊内。

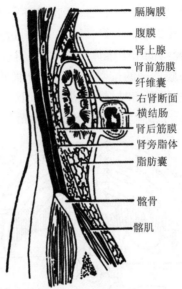

纵断面(经右肾、右肾上腺,侧面观)

图 3-22 肾被膜(矢状面)

3.肾筋膜

肾筋膜覆于脂肪囊的外面,分前、后两层,包被于肾和肾上腺周围,前层与对侧相延续,后层与腰大肌筋膜融合。肾筋膜在肾的下方两层分开,其间有输尿管通过。肾筋膜向深面发出许多结缔组织小束,穿脂肪囊连于纤维囊,对肾起固定作用。

肾的位置除依托于肾被膜维持外,还有赖于肾血管、腹膜、腹内压及邻近器官的承托。当肾的固定结构不健全时,可产生肾下垂或游走肾;当肾周围有炎症或肾积脓时,脓液可沿肾筋膜向下蔓延,达髂窝或大腿根部。

(四)肾的结构

肾的冠状切面上,肾实质可分为浅层的肾皮质和深部的肾髓质。肾皮质厚1~1.5 cm,富含血管,新鲜标本为红褐色,可见大量细小颗粒(由肾小体、肾小管组成)。肾髓质约占肾实质厚度的 2/3,色淡,由大量小管道组成,形成15~20 个锥形、尖端圆钝、朝向肾窦、基底朝向皮质的肾锥体。浅层皮质伸入肾锥体之间形成肾柱。2～3个肾锥体合成一个肾乳头。肾乳头顶端的小孔称为乳头孔,终尿经此流入肾小盏内。肾窦内有7～8个呈漏斗状的肾小盏,肾小盏边缘附着于肾乳头基部并包绕肾乳头,以承接排出的尿液。2～3个肾小盏合成1个肾大盏,2～3个肾大盏合成1个前后扁平、呈漏斗状的肾盂。肾盂出肾门后,向下弯行变细移行为输尿管。

二、输尿管、膀胱

(一)输尿管

输尿管(ureter)为一对细长的肌性管道,上接肾盂,下连膀胱。成年人的输尿管长20～30 cm,管径5～10 mm。全长可分为3部,即腹部、盆部和壁内部。腹部沿腰大肌前面下行,逐渐转向内侧,降至小骨盆入口处,右侧输尿管越过右髂外血管前方;左侧输尿管越过左髂总血管前方,进入骨盆腔,移行为盆部。盆部沿盆腔侧壁向后下,男性输尿管走向前内下方,在输精管后外方与之交叉,从膀胱底外上角穿入膀胱壁;女性输尿管在子宫颈外侧2 cm处,从子宫动脉的后下方绕过,行向下内至膀胱底穿入膀胱壁内。输尿管与子宫动脉这一毗邻关系在妇产科较为重要,在施行子宫手术结扎子宫动脉时,切勿损伤后方的输尿管。壁内部斜穿膀胱壁内,长约1.5cm,当膀胱充盈时,壁内部受压,管腔闭合,阻止尿液反流,壁内部最后以输尿管口开口于膀胱底的内面。

(二)膀胱

膀胱(bladder)是暂时储存尿液的肌性囊状器官,其形态、位置、容量可随不同性别、年龄和尿液充盈度而异。成人膀胱的平均容量为300～500 mL,新生儿约为成人容量的1/10。

1.膀胱的形态和结构

膀胱呈三棱锥体形,分为尖、体、底和颈4部分(图3-23)。膀胱尖朝向前上方。膀胱体是膀胱尖与膀胱底之间的部分。膀胱底呈三角形,朝向后下方。膀胱颈是膀胱的最下部,以尿道内口与尿道相接。膀胱各部之间没有明显的分界。

膀胱壁内面被覆黏膜,当膀胱空虚时,黏膜由于肌层的收缩聚集形成皱襞,称为膀胱襞。但在膀胱底内面,左、右输尿管口和尿道内口之间的三角形区域,因缺少黏膜下层,无论膀胱空虚或充盈,黏膜表面均平滑无皱襞,称为膀胱三角。此处是膀胱肿瘤、结核和炎症的好发部位。两侧输尿管口之间的黏膜形成横行皱襞,称为输尿管间襞,呈苍白色,是临床上寻找输尿管口的标志(图 3-24)。

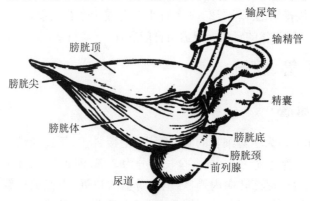

图 3-23　膀胱(左侧面)

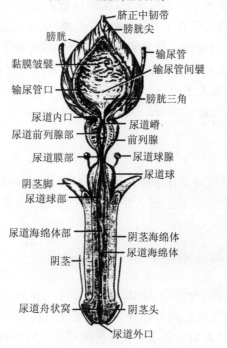

图 3-24　男性膀胱与尿道(前壁已切开)

2.膀胱的位置和毗邻

成人膀胱位于盆腔前部，上连输尿管，下接尿道。前为耻骨联合；男性后方有精囊腺、输精管壶腹和直肠，女性有子宫和阴道。

第四节　生殖系统

一、男性生殖系统

（一）男性内生殖器

1.睾丸

（1）睾丸的形态与位置。

睾丸位于阴囊内，左、右各一，是男性成对的生殖腺。左侧低于右侧 1 cm。睾丸呈扁的椭圆形，表面光滑。上面被附睾头遮盖，后缘与附睾和输精管起始段相接触，有血管、神经和淋巴管在此出入。

（2）睾丸内部结构。

睾丸表面包有一层致密的结缔组织膜，称为白膜。白膜在睾丸后缘增厚，形成睾丸纵隔，由睾丸纵隔发出放射状的睾丸小隔，将睾丸实质分成 100～200 个锥体形的睾丸小叶。在每个小叶内有 1～4 条弯曲而细长的精曲小管，其上皮细胞能产生精子。位于精曲小管间的疏松结缔组织称为睾丸间质，其内的睾丸间质细胞能分泌雄性激素。精曲小管在小叶的尖部汇合为精直小管，然后进入睾丸纵隔，并汇合成睾丸网。由睾丸网发出 12～15 条睾丸输出小管，出睾丸后缘的上部进入附睾（图 3-25）。

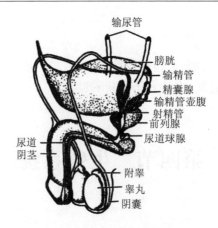

图 3-25　男性生殖系统概观

2.输精管道

(1)附睾。

附睾呈新月形,紧贴睾丸的上端和后缘而略偏外侧。上端膨大为附睾头,中部为附睾体,下端变细为附睾尾(图 3-26)。睾丸输出小管进入附睾后,弯曲形成膨大的附睾头,再汇合成一条附睾管。附睾管迂曲盘绕而成附睾的体和尾,附睾尾弯曲向上移行为输精管。

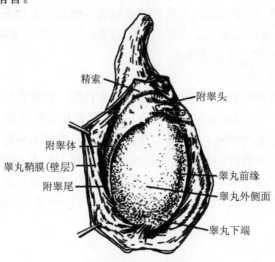

图 3-26　睾丸及附睾

附睾为储存精子的器官,其分泌物为精子提供营养,促进精子进一步发育成熟。附睾为结核病的好发部位。

(2)输精管和射精管。

输精管是附睾管的直接延续(图 3-27),长约 50 cm,管径约 3 mm,管壁较厚。活体触摸时,呈坚实的圆索状。

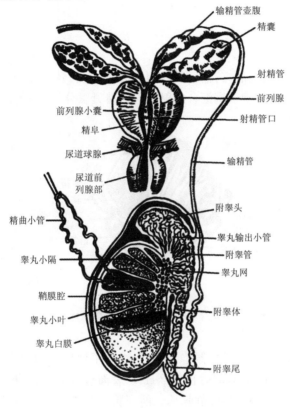

图 3-27　睾丸的结构及排精径路

输精管较长,依其行程分为 4 部:①睾丸部,最短,较迂曲,始于附睾尾,沿睾丸后缘上行至睾丸上端;②精索部,介于睾丸上端与腹股沟管皮下环之间的一段,此段位于皮下,为结扎输精管的首选部位;③腹股沟管部,位于腹股沟管的精索内,疝修补手术时,注意勿伤及输精管;④盆部,为最长的一段,由腹环穿出腹股沟管后进入盆腔,弯向内下,沿盆侧壁行向后下,经输尿管末端前方转至膀胱底的后面,在此膨大形成输精管壶腹。

输精管壶腹的末端变细,与精囊排泄管汇合成射精管。射精管长约 2 cm,向前下穿前列腺实质,开口于尿道的前列腺部。

精索为柔软的圆索状结构,从腹股沟管腹环穿经腹股沟管,出皮下环后延至睾丸上端。精索内主要有输精管、血管、神经、淋巴管和腹膜鞘突的残余(鞘韧带)等。**精索表面包有 3 层结构,从内向外依次为精索内筋膜、提睾肌和精索外筋膜。**

3. 附属腺

(1)精囊腺。

精囊腺位于膀胱底后方,输精管壶腹的外侧,左右各一,为呈长椭圆形的囊状腺体,其排泄管与输精管末端汇合成射精管。精囊腺分泌黄色黏稠状液体,参与构成精液(图 3-28)。

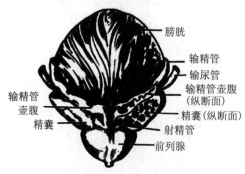

图 3-28　膀胱、前列腺、精囊(后面)

(2)前列腺。

前列腺是不成对的实质性器官,由腺组织和平滑肌组织构成。前列腺上端横径约 4 cm,垂直径约 3 cm,前后径约 2 cm。表面包有筋膜鞘,称为前列腺囊。前列腺囊与前列腺之间有前列腺静脉丛。前列腺的分泌物是精液的主要组成部分。前列腺呈前后稍扁的栗子形,上端宽大称为前列腺底,邻接膀胱颈。下端尖细,位于尿生殖膈上,称为前列腺尖。底与尖之间的部分称为前列腺体。前列腺体的后面较平坦,在正中线上有一纵行浅沟,称为前列腺沟。男性尿道在腺底近前缘处穿入前列腺,经腺实质前部,由前列腺尖穿出。近底的后缘处,有一对射精管穿入前列腺,开口于尿道前列腺部后壁的精阜上。前列腺的排泄管开口于尿道前列腺部的后壁。前列腺一般分为 5 个叶:前叶、中叶、后叶和两侧叶。中叶呈楔形,位于尿道与射精管之间。若中叶和侧叶增生时,可压迫尿道,引起排尿困难甚至尿潴留。

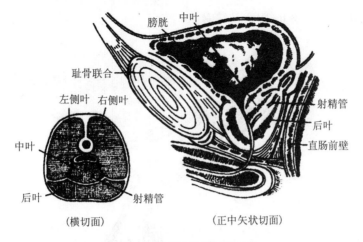

图 3-29　前列腺的位置和分叶

前列腺位于膀胱与尿生殖膈之间。前列腺底与膀胱颈、精囊腺和输精管壶腹相邻。前方为耻骨联合,后方为直肠壶腹。直肠指诊时可触及前列腺的后面,以诊断前列腺是否肥大等,向上并可触及输精管壶腹和精囊腺。小儿的前列腺甚小,性成熟期腺部迅速生长。老年时,前列腺退化萎缩。如腺内结缔组织增生,则形成前列腺肥大。

(3)尿道球腺。

尿道球腺是一对豌豆大小的腺体,位于会阴深横肌内,以细长的导管开口于尿道球部,其分泌物也参与形成精液。

精液主要由输精管道各部及附属腺体的分泌物混合而成,含大量精子,呈乳白色,弱碱性。成人一次正常排精量为 2～4 mL,含精子 3 亿～5 亿个。由于污染增多,人类精液中精子的含量有逐渐减少之势,如果一次排出的精液中精子数量不足6 000 万,则有不育的可能。

(二)男性外生殖器

1. 阴囊

阴囊为一皮肤囊袋,位于阴茎的后下方(图 3-30)。阴囊的皮肤薄而柔软,有少量阴毛,色素沉着明显。阴囊壁由皮肤和肉膜组成。肉膜是阴囊的浅筋膜,含有平滑肌纤维。平滑肌可随外界温度变化呈反射性的缩舒,以调节阴囊内的温度,有利于精子的生长发育。肉膜在正中线向深部发出阴囊中隔,将阴囊腔分为左、右两部,分别容纳两侧的睾丸、附睾及精索。

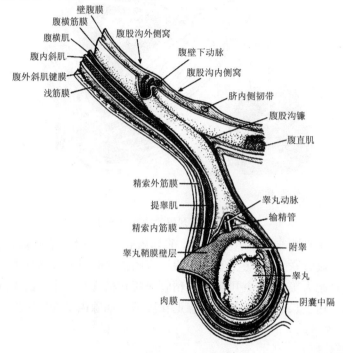

图 3-30 阴囊结构及其内容模式

阴囊深面有包被睾丸和精索的被膜,由外向内有:①精索外筋膜,为腹外斜肌腱膜的延续;②提睾肌,来自腹内斜肌和腹横肌,肌束呈袢状,排列稀疏,可反射性地提起睾丸;③精索内筋膜,来自腹横筋膜,较薄弱;④睾丸鞘膜,来源于腹膜,分壁层和脏层。其脏层贴在睾丸和附睾的表面,于后缘处脏层返折移行于壁层。两层之间形成鞘膜腔,内有少量浆液。病理情况下可因炎症液体增多,形成鞘膜积液。

2. 阴茎

阴茎为男性的交接器官,由前向后可分为头、体、根 3 部分(图 3-31)。前端膨大为阴茎头(glans penis),头的尖端有矢状位较狭窄的尿道外口。中部为阴茎体(body of penis),呈圆柱形,悬垂于耻骨联合的前下方,属可动部。体与头的移行部缩细称为阴茎颈(neck of penis)。后端为阴茎根(root of penis),固定于耻骨下支和坐骨支,属固定部。

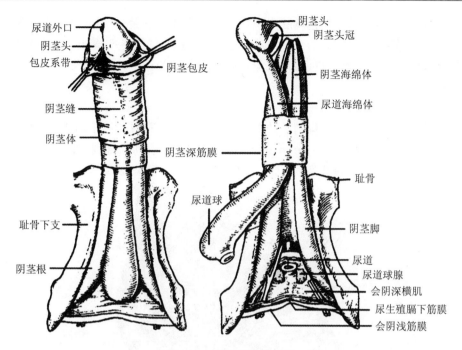

图 3-31　阴茎的形态结构

阴茎主要由位于背侧的两条阴茎海绵体和腹侧的 1 条尿道海绵体构成,外包筋膜和皮肤。阴茎海绵体(cavernous body of penis)为两端细的圆柱体,左、右两侧紧密结合向前延伸,前端嵌入阴茎头底面的凹陷内,后端左、右分离,称为阴茎脚,附着于同侧的耻骨下支和坐骨支。尿道海绵体(cavernous body of urethra)中部呈圆柱形,尿道纵贯其全长。其前端膨大称为阴茎头,后端膨大称为尿道球,后者位于两侧的阴茎脚之间,固定于尿生殖膈下面。海绵体内部由许多海绵体小梁和腔隙构成,腔隙与血管相通。当腔隙充血时,阴茎可变粗变硬而勃起。

3 条海绵体外面共同包有浅、深阴茎筋膜和皮肤。阴茎的皮肤薄而柔软,富有伸展性,皮下缺乏脂肪组织。皮肤在阴茎颈处游离,向前延伸并返折成双层游离的环行皮肤皱襞,包绕阴茎头,称为阴茎包皮(prepuce of penis)。在阴茎头的腹侧中线上,阴茎包皮与尿道外口相连处有一条皮肤皱襞,称为包皮系带(frenulum of prepuce)。

幼儿的阴茎包皮较长,包裹整个阴茎头,包皮口较小。随着年龄增长,包皮逐渐向后退缩,包皮口逐渐扩大,阴茎头显露于外。至成年后,如阴茎头仍被包皮包覆,或包皮口过小,不能退缩暴露出尿道外口和阴茎头时,则分别称为包皮过长和包茎。这两种情况易导致包皮腔内积存污物而形成包皮垢,可引起阴茎头的炎症,也是阴茎癌的诱发因素。治疗上可施行包皮环切术,使阴茎头露出。施行包皮环切术时,应注意勿伤及包皮系带,以免术后影响阴茎的正常勃起。

(三)男性的尿道

男性尿道兼有排尿和排精的功能,起于膀胱的尿道内口,终于阴茎头的尿道外口,长 16～22 cm,管径 5～7 mm。全长分为 3 部,即前列腺部、膜部和海绵体部。临床上称前列腺部和膜部为后尿道,海绵体部为前尿道(图 3-32)。

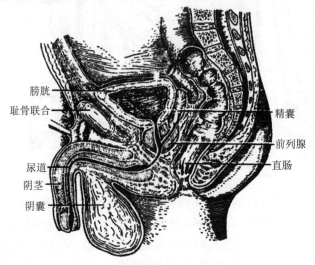

图 3-32 男性骨盆(正中矢状面)

1. 前列腺部

前列腺部管径最宽,长约 2.5 cm,为尿道贯穿前列腺的部分。管腔中部扩大成梭形,其后壁有射精管和前列腺排泄管的开口。

2. 膜部

膜部短而窄,长约 1.2 cm,为尿道贯穿尿生殖膈的部分,其周围有尿道括约肌环绕,可随意控制排尿。

3.海绵体部

此部较长,长约 15 cm,为尿道贯穿海绵体的部分。此部分后端在尿道球内扩大,称为尿道球部,有尿道球腺导管的开口;前端在阴茎头内扩大为舟状窝。

男性尿道在行程中形成 3 个狭窄、3 个膨大和 2 个弯曲。3 处狭窄分别位于尿道内口、尿道膜部和尿道外口,以尿道外口最窄。3 处膨大分别为前列腺部、尿道球部和舟状窝。两个弯曲为耻骨下弯和耻骨前弯。耻骨下弯在耻骨联合下方,凹向前上方,位于前列腺部、膜部和海绵体部的起始处,此弯曲位于身体内部,较为恒定,不能矫正;耻骨前弯在耻骨联合前下方,凹向后下方,位于海绵体部,如将阴茎向上提起,此弯曲可以消失,使整个尿道形成一个凹向前上方的大弯曲,也是临床经尿道导入导尿管或器械时常用体位。

二、女性生殖器

(一)女性内生殖器

1.卵巢

卵巢是位于盆腔内成对的实质性器官,呈扁卵圆形,略呈灰红色,分内、外侧面,前、后缘和上、下端(图 3-33)。外侧面贴靠盆侧壁的卵巢窝(相当于髂内、外动脉的夹角处,窝底有腹膜覆盖)。卵巢的内侧面朝向盆腔,与小肠相邻。上端与输卵管末端相接触,称为输卵管端。下端称为子宫端,借韧带连于子宫。后缘游离,称为独立缘。前缘借系膜连于阔韧带,称为卵巢系膜缘。卵巢前缘中部有血管、神经等出入,称为卵巢门。

成年女子的卵巢大小为 4 cm×3 cm×1 cm,重 5～6 g。卵巢的大小和形状随年龄而有差异。幼女的卵巢表面光滑。性成熟期卵巢最大。此后,由于多次排卵,卵巢表面出现瘢痕,显得凹凸不平。35～40 岁时卵巢开始缩小,50 岁左右逐渐萎缩,月经停止。

卵巢在盆腔内的位置主要靠韧带来维持。卵巢悬韧带是由腹膜形成的皱襞,它起自骨盆缘,向下至卵巢的输卵管端,韧带内含有卵巢血管、淋巴管、神经丛、结缔组织和平滑肌纤维。它是寻找卵巢血管的标志,临床上称为骨盆漏斗韧带。卵巢固有韧带(又称卵巢子宫索)由结缔组织和平滑肌纤维构成,自卵巢下端连至输卵管与子宫结合处的后下方,表面盖以腹膜,形成腹膜皱襞。

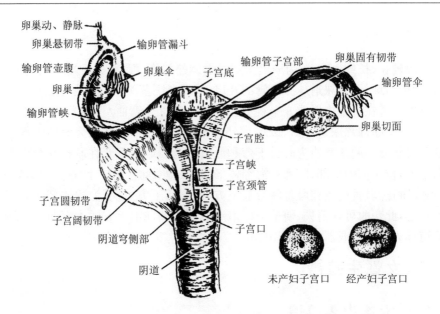

卵巢动、静脉
卵巢悬韧带
输卵管壶腹
卵巢
输卵管峡
输卵管漏斗
卵巢伞
子宫底
输卵管子宫部
卵巢固有韧带
输卵管伞
卵巢切面
子宫腔
子宫峡
子宫颈管
子宫圆韧带
子宫阔韧带
阴道穹侧部
阴道
子宫口
未产妇子宫口   经产妇子宫口

图 3-33　女性内生殖器(前面)

2. 输卵管

输卵管是一对细长弯曲的肌性管道,长 10～12 cm,位于子宫阔韧带上缘内,子宫底的两侧。其内侧端以输卵管子宫口开口于子宫腔,外侧端以输卵管腹腔口开口于腹膜腔。女性腹膜腔经输卵管、子宫、阴道可与外界相通。输卵管由内向外可分为 4 部分。

(1)输卵管子宫部,为输卵管贯穿子宫壁的部分,直径最细,以输卵管子宫口开口于子宫腔。

(2)输卵管峡,是由子宫底向两侧延伸的比较细直的一段,输卵管结扎术常在此部进行。

(3)输卵管壶腹。管径粗而较长,约占输卵管全长的 2/3。卵子通常在此受精。若受精卵未能移入子宫腔而在输卵管或腹膜腔内发育,临床上称为宫外孕。

(4)输卵管漏斗,是输卵管外侧端膨大的部分,呈漏斗状,其周缘有长短不一的指状突起,称为输卵管伞,漏斗的底有输卵管腹腔口。

临床上将卵巢和输卵管称为子宫附件。

3.子宫

子宫为壁厚腔小的肌性器官,富有延展性,是孕育胎儿和产生月经的地方。

(1)形态和分部。

成年未孕子宫呈前后略扁的倒置梨形,长7~8 cm,宽4 cm,壁厚2~3cm。子宫可分为底、体、颈3部分。子宫底为两侧输卵管子宫口连线上方的圆凸部分,下接子宫体,再向下续于圆柱体状的子宫颈,由突入阴道的子宫颈阴道部和阴道以上的子宫颈阴道上部构成,子宫颈为肿瘤的好发部位。子宫体与子宫颈交界处略为狭窄的部分,称为子宫峡,仅0.7~0.9 cm长,但在妊娠末期伸长可达7~10 cm,产科常在此处行剖宫产。

子宫的内腔狭窄,分为两部分:子宫腔位于子宫体内,呈三角形裂隙;子宫颈管位于子宫颈内,呈梭形,管的上口通子宫腔,下口通阴道称为子宫口。未产妇的子宫口呈圆形,经生产则变为横裂状。此时子宫口的前、后缘分别称为前唇和后唇。

(2)位置。

子宫位于盆腔中央,介于膀胱和直肠之间,下接阴道,两侧有输卵管和卵巢,通常把输卵管和卵巢称为子宫附件。成年女性子宫的正常姿势为前倾前屈位。人体的体位、膀胱和直肠的充盈程度均可影响子宫的位置。

(3)固定装置。

子宫借韧带、阴道、尿生殖膈和盆底肌等保持其正常位置(图3-34、图3-35)。

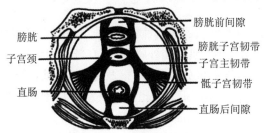

膀胱 子宫颈 直肠

膀胱前间隙 膀胱子宫韧带 子宫主韧带 骶子宫韧带 直肠后间隙

图3-34 子宫的固定装置

①子宫阔韧带,自子宫两侧缘延伸至盆侧壁的双层腹膜皱襞,可限制子宫向两侧移动。

②子宫圆韧带,呈圆索状,由结缔组织和平滑肌构成,起自输卵管与子宫连接处前面的下方,向前向外延伸,经腹股沟管止于大阴唇或阴阜的皮下,是维持子宫前倾的重要结构。

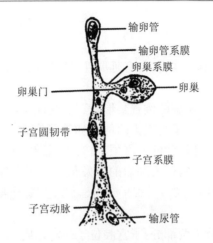

图 3-35　子宫阔韧带的矢状断面

　　③子宫主韧带,位于子宫阔韧带的下部,由子宫颈连于骨盆侧壁,有固定子宫颈、防止子宫下垂的作用。

　　④骶子宫韧带,由结缔组织和平滑肌纤维构成,起自子宫颈的后面,绕过直肠两侧,附于骶骨前面,与子宫圆韧带共同维持子宫的前倾前屈位。

　　如果子宫的固定装置薄弱或受损伤,可导致子宫位置异常。如子宫口低于坐骨棘平面,甚至脱出阴道,则形成子宫脱垂。

4. 阴道

　　阴道是连接子宫与外生殖器的肌性管道,是女性的交接器官,也是排出月经和娩出胎儿的管道。其由黏膜、肌层和外膜构成,有较好的伸展性。阴道的长轴由后上方伸向前下方。阴道管壁可分为前、后壁及左、右侧壁,前壁长约 7.5 cm,后壁长约 9 cm,前、后壁平时互相贴近。阴道上端环绕子宫颈阴道部,二者之间的环形腔隙称为阴道穹(fornix of vagina)。阴道穹依位置可分为前穹(anterior fornix)、后穹(posterior fornix)及两侧穹(lateral fornix)。阴道后穹最为深阔,与其后上方的直肠子宫陷凹仅隔以阴道后壁和一层腹膜,临床常经阴道后穹穿刺引流直肠子宫陷凹内的积液或积血,进行诊断和治疗。阴道下端较窄,以阴道口(vaginal orifice)开口于阴道前庭。处女的阴道口周围有处女膜(hymen)附着,是阴道口周围一薄层环状的黏膜皱襞。处女膜中间有孔,其形状、厚薄、弹性和孔的大小,个体差异较大。未婚女子处女膜孔的大小可容 1~2 指,一般约厚 2 mm,可呈环形、半月形、伞状或筛状。处女膜破裂后,阴道口周围留有处女膜痕。阴道前壁邻接膀胱和尿道,后壁与直肠接触。临床上可隔直肠前壁触诊直肠子宫陷凹、子宫颈和子宫口的部位。阴道下部穿过尿生殖膈,膈内的尿道阴道括约肌以及肛提肌均对阴道有括约作用。

(二)女性外生殖器

女性外生殖器即女阴,包括阴阜、大阴唇、小阴唇、阴道前庭、阴蒂、前庭大腺等(图 3-36)。

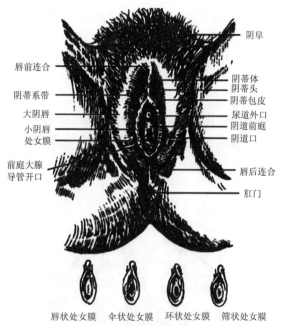

唇前连合　　　　　　　　　　　　　　阴阜
阴蒂系带　　　　　　　　　　　　　阴蒂体
　　　　　　　　　　　　　　　　阴蒂头
大阴唇　　　　　　　　　　　　　阴蒂包皮
小阴唇　　　　　　　　　　　　　尿道外口
处女膜　　　　　　　　　　　　　阴道前庭
　　　　　　　　　　　　　　　　阴道口
前庭大腺
导管开口　　　　　　　　　　　　唇后连合
　　　　　　　　　　　　　　　　肛门

唇状处女膜　　伞状处女膜　　环状处女膜　　筛状处女膜

图 3-36　女性外生殖器

1. 阴阜

阴阜为耻骨联合前方的皮肤隆起,皮下有较多的脂肪组织,富含皮脂腺及汗腺。

2. 大阴唇

大阴唇为一对纵行的皮肤皱襞。两侧大阴唇在前、后端互相连接,分别称唇前连合和唇后连合。大阴唇外侧面的皮肤含有丰富的汗腺和皮脂腺,色素沉着明显。

3. 小阴唇

小阴唇为一对较薄的皮肤皱襞,位于大阴唇的内侧,表面光滑,富有弹性。两侧小阴唇的前端各形成内、外两个小皱襞,外侧皱襞向上,在阴蒂背面左右连合,形成阴蒂包皮;内侧襞较短小,在阴蒂头下方左右结合,形成阴蒂系带。

4. 阴道前庭

阴道前庭是位于两侧小阴唇之间的裂隙,前部有尿道外口,后部有阴道口。阴道口周边的黏膜形成环行黏膜皱襞,称为处女膜。处女膜破裂后,遗留处女膜痕。尿道外口较小,位于阴道口的前方,放置导尿管时应注意不得误入阴道。

5. 阴蒂

阴蒂由两个阴蒂海绵体构成。阴蒂体前端游离,称为阴蒂头,呈圆形小结节,突出于阴蒂包皮下面。阴蒂头感觉敏锐,受刺激后可勃起。

6. 前庭球

前庭球呈蹄铁形(图 3-37),分为中间部和两个外侧部。中间部位于阴蒂体和尿道外口之间,外侧部则在大阴唇的皮下。前庭球也具有一定的勃起性。

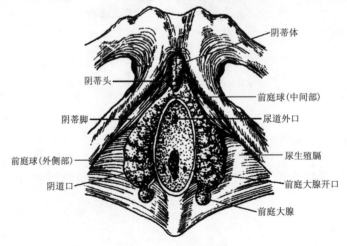

图 3-37 阴蒂、前庭球和前庭大腺

7.前庭大腺

前庭大腺为黄豆大小的椭圆形小体(图 3-37),位于阴道口的两侧、前庭球的后方。其排泄管开口于小阴唇与处女膜之间的沟内,分泌物有润滑阴道口的作用。

第四章　脉管系统分析

脉管系统是人体内一套封闭的连续管道系统,依管道内流动液体的不同而分为心血管系统和淋巴系统两部分。脉管系统的主要功能是物质运输,即将消化系统吸收的营养物质和肺吸入的氧气运送到全身各器官、组织和细胞,同时又将其代谢产物及二氧化碳运送到肾、肺、皮肤等器官排出体外,以保证机体新陈代谢的不断进行。本章主要研究心血管系统和淋巴系统。

第一节　心血管系统

一、概述

(一)心血管系统的组成

心血管系统由心、动脉、毛细血管和静脉组成(图 4-1)。

1. 心

心是中空的肌性器官,是脉管系统的动力装置。心腔被房间隔、室间隔分为左、右两半,每半又被房室隔分为心房和心室,故心有四腔,左心房、左心室、右心房和右心室。心房连接静脉血管,心室续动脉血管。同侧的心房与心室之间借房室口相通。在房室口和动脉口处均有阻止血液逆流的瓣膜,它们犹如阀门,当血液顺流时开放,逆流时关闭,从而保证正常的血液循环。

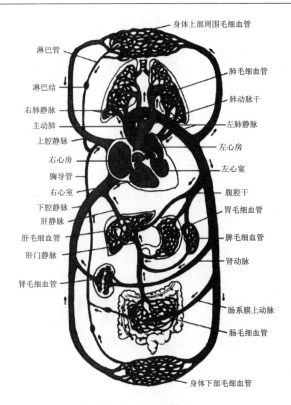

图 4-1　血液循环

2.动脉

动脉是运送血液到全身各部的血管。从心室发出后,根据动脉结构和管径的不同,将其分为大动脉、中动脉、小动脉 3 类,最终移行为毛细血管。动脉管壁由内膜、中膜和外膜组成。

（1）大动脉。

大动脉为心室发出的动脉,管径在 1 cm 以上,壁厚,3 层膜界限清楚,中膜由大量弹性纤维和少量平滑肌构成,因其弹性强,又称弹性动脉,可缓冲心脏射血时产生的压力,还可在心舒张时借弹性收缩推动血液继续向前流动。

（2）中动脉。

中动脉是指管径在 0.1～1 cm 之间的动脉。由于其中膜由 10～40 层平滑肌构成,故又称肌性动脉。中膜平滑肌的收缩可推动血液向前流动,并可调节身体各部位和器官的血流量。

(3)小动脉与微动脉。

小动脉是指管径在 0.3～1 mm 之间的动脉。中膜有数层平滑肌。

管径在 300 μm 以下的小动脉称为微动脉,其中膜有 1～2 层平滑肌。小动脉和微动脉平滑肌收缩,使其管径缩小,血流阻力增大,故又称阻力血管。

3. 毛细血管

毛细血管是指连于微动脉和微静脉之间的微细血管,管径 8～10 μm,仅由一层内皮细胞及基膜构成。毛细血管数量多,相互吻合成网,分布广,管壁薄,通透性大,管内血液流速缓慢,有利于血液与组织、细胞之间进行物质交换,是血液与血管外组织及细胞进行物质交换的场所。

4. 静脉

静脉是引导血液回心的血管,起于毛细血管静脉端,在向心流动的过程中,不断汇集,管径逐渐变粗,最后汇入心房。其结构特点与其伴行的动脉相比,管壁薄,管腔大,弹性差,血液流速缓慢,易塌陷,易曲张,易瘀血。

(二)血液循环的途径

血液循环是指心有节律地收缩和舒张,血液由心室流向动脉、毛细血管和静脉,最后又反流回心房,这样周而复始、循环不止地流动(图 4-1)。

根据血液循环途径的不同,可将血液循环分为体循环(大循环)和肺循环(小循环)两种。

1. 体循环

当左心室收缩时,富含氧和营养物质的动脉血,从左心室经主动脉及其各级分支流向全身各部,最终到达毛细血管。血液在毛细血管与组织、细胞间进行物质交换和气体交换,再经小静脉、中静脉逐级汇合成上、下腔静脉,将含有代谢产物和二氧化碳的静脉血输送回右心房。血液沿此途径进行的循环称为体循环,也称大循环。其特点是途径长,流经范围广,以新鲜的动脉血营养全身各组织、器官,并将其代谢产物和二氧化碳经静脉血运回心脏。

2. 肺循环

当右心室收缩时,血液从右心室射入肺动脉干,左、右肺动脉到达肺泡毛细血管进行气体交换(排出二氧化碳,吸入新鲜氧气),再经肺静脉流回左心房。血液沿此途径的循环称为肺循环,也称小循环。其主要特点是途径短,只流经肺,使含二氧化碳的静脉血变成含氧量高的动脉血。

(三)血管吻合及其功能意义

人体的血管除经动脉、毛细血管、静脉相通外,在动脉与动脉之间,静脉与静脉之间,甚至动脉与静脉之间,可借吻合支或交通支彼此连接,形成血管吻合(vascular anastomosis)。血管的吻合形式如图 4-2 所示。

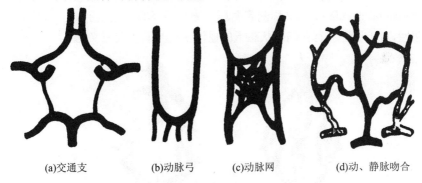

(a)交通支　　　(b)动脉弓　　　(c)动脉网　　　(d)动、静脉吻合

图 4-2　血管吻合形式

1. 动脉间吻合

人体内许多部位或器官的两条动脉干之间可借交通支相连,如脑底动脉之间;在经常活动或易受压的部位,其邻近的多条动脉分支常互相吻合成动脉网,如关节网;在经常改变形态的器官,两条动脉末端或其分支可直接吻合形成动脉弓,如掌浅弓、胃小弯动脉弓等。这些吻合都有缩短血液循环时间和调节血流量的作用。

2. 静脉间吻合

静脉间吻合远比动脉间吻合丰富。静脉之间除具有和动脉之间相似的吻合形式外,常在脏器周围或脏器壁内形成静脉丛,以保证在脏器扩大或腔壁受压时血流通畅。

3.动静脉吻合

在人体内许多部位,如指尖、趾端、唇、鼻、外耳皮肤、生殖器勃起组织等处,小动脉和小静脉之间可借血管支直接相连,形成动静脉吻合(arteriovenular anastomosis)。这种吻合形式具有缩短血液循环途径,调节局部血流量和局部温度的作用。

4.侧支吻合

侧支吻合(collateral anastomosis)是指有的血管主干在行程中发出与其平行的侧副管,发自主干不同高度的侧副管彼此吻合。正常状态下侧副管比较细小,但当主干阻塞时侧副管逐渐增粗。血流可经扩大的侧支吻合到达阻塞以下的血管主干,使血管受阻区的血液循环得到不同程度的代偿恢复。这种通过侧支建立的循环称为侧支循环(collateral circulation),又称侧副循环。侧支循环的建立显示出血管的适应能力和可塑性,对于保证器官在病理状态下的血液供应具有重要意义(图 4-3)。

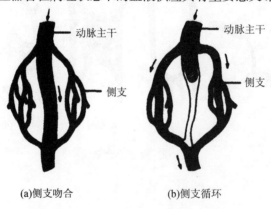

(a)侧支吻合　　　　　　　(b)侧支循环

图 4-3　侧支吻合和侧支循环

有人提出,体内少数器官内的动脉与相邻动脉之间无吻合,这种动脉称为终动脉。终动脉的阻塞可导致供血区组织的缺血甚至坏死。视网膜中央动脉被认为是典型的终动脉。

二、心

(一)心的位置与外形

心是血液循环的动力器官,其位置、形态和大小随着生理功能、年龄、身高、体重、性别、健康状况等因素的不同而有差异。

1. 心的位置

心位于胸腔的中纵隔内,周围裹以心包,约 2/3 位于身体正中线的左侧,1/3 位于正中线的右侧。心的前面平对第 2～6 肋软骨,大部分被肺和胸膜所遮盖,只有前面一小部分与胸骨下部左半和左侧第 4～6 肋软骨相邻。故临床上行心内注射时,常在左侧第 4 肋间靠近胸骨左缘处进针,将药物注射到右心室,可缩短药物的循环途径。心的后方平对第 5～8 胸椎,上方连有出入心的大血管,下方贴膈,两侧为纵隔胸膜(图 4-4)。

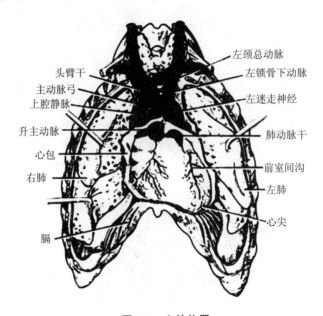

左颈总动脉
左锁骨下动脉
头臂干
主动脉弓
上腔静脉
左迷走神经
升主动脉
肺动脉干
心包
前室间沟
右肺
左肺
心尖
膈

图 4-4　心的位置

2. 心的外形

心的外形似倒置的、前后稍扁的圆锥体,大小如本人拳头,可分为一尖、一底、两面、三缘,表面尚有四条沟(图 4-5、图 4-6)。

(1)心尖(cardiac apex)。圆钝,朝向左前下方,由左心室构成,位于左侧第 5 肋间隙、锁骨中线内侧的 1～2 cm(或距前正中线 7～9 cm)处,在此可看到或触及心尖的搏动。

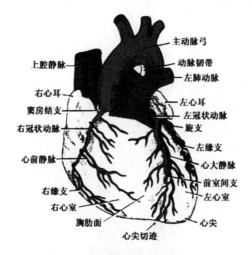

图 4-5 心的外形和血管(前面)

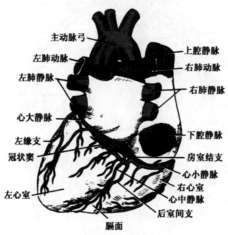

图 4-6 心的外形和血管(后面)

(2)心底(cardiac base)。心底朝向右后上方,主要由左心房和小部分的右心房构成。上、下腔静脉分别从上、下注入右心房;左、右肺静脉分别从两侧注入左心房。

(3)两面。胸肋面(前面),朝向前上方,大部分由右心房和右心室构成,一小部分由左心耳和左心室构成;膈面(下面),近乎水平位,朝向下后,隔心包与膈相贴。该面大部分由左心室,小部分由右心室构成。

(4)三缘。心的下缘较锐利,介于膈面与胸肋面之间,朝向前下,由右心室和心尖构成;右缘垂直圆钝,由右心房构成;左缘斜向左下方,绝大部分由左心室构成,仅上方一小部分由左心耳构成。

(5)四条沟。冠状沟(coronary sulcus)靠近心底,近似环形,几乎呈冠状位,前方被肺动脉干中断,是心房、心室在心表面的分界标志。在心室的胸肋面和膈面各有一条自冠状沟向心尖延伸的浅沟,分别称为前室间沟和后室间沟。两沟在心尖右侧会合,此处稍凹陷称为心尖切迹。前、后室间沟是心室在心表面的分界标志。后房间沟在心底的左、右心房之间,对应房间隔的后缘,是心房在心表面的分界标志。后房间沟、后室间沟与冠状沟的相交处称为房室交点(crux),是心表面的重要标志。上述各沟内由血管和脂肪填充。

(二)心腔的结构

心是中空的肌性器官,共有 4 个腔,即左心房、左心室、右心房、右心室(图4-7)。左、右心房之间的中隔称为房间隔,左、右心室之间的中隔称为室间隔。同侧的房室之间有房室口相通,房室口位置相当于冠状沟的平面。

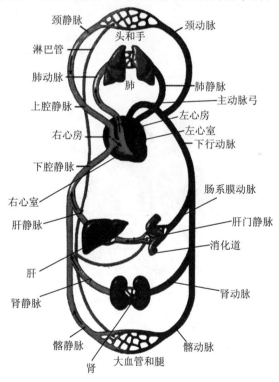

图 4-7　心脏的纵切面观

1.右心房

右心房有 3 个入口，即上腔静脉口、下腔静脉口及冠状窦口。出口为右房室口，通右心室。

2.右心室

室腔分流入道和流出道两部分。流入道的室壁不光滑，入口为右房室口，其周缘附有 3 个三角形的瓣膜，称为三尖瓣，瓣膜垂向室腔，并借许多线样的腱索向下连于乳头肌，可防止三尖瓣翻向右心房，防止心室收缩时右心室的血逆流回右心房。

右心室的流出道管壁光滑，形如漏斗，称为动脉圆锥。出口为肺动脉口，连通肺动脉干。肺动脉口的周缘有 3 片半月形瓣膜，称为肺动脉瓣。心室舒张时，瓣膜关闭，阻止血液倒流回右心室。

3.左心房

左心房构成心底的大部，前部向右前突出的部分称为左心耳，内有与右心耳相似的梳状肌，后方两侧有左右肺上、肺下静脉 4 个入口，称为肺静脉口，在前下方有通向左心室的左房室口（图 4-8）。

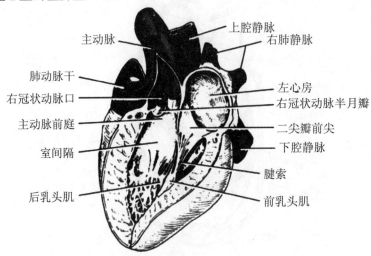

图 4-8　左心房和左心室

4.左心室

左心室肌最厚,分为流入道和流出道两部分。流入道的入口为左房室口,其周缘附有两片瓣膜,称为二尖瓣。二尖瓣也借腱索连于乳头肌上,其功能与三尖瓣相似。左心室的出口为主动脉口,其周缘附有3个半月形的主动脉瓣,其构造和功能与肺动脉相似。

心像一个"动力泵",房室瓣(二尖瓣和三尖瓣)和动脉瓣(主动脉瓣和肺动脉瓣)类似泵的阀门,它们可顺血流而开放,逆血流而关闭,故有保证心腔血液定向流动的作用。心收缩时,房室瓣关闭,动脉瓣开放,血液流向动脉;心舒张时,动脉瓣关闭,房室瓣开放,心房血液流向心室。如果因病变引起瓣膜关闭不完全(闭锁不全),或不能完全开放(狭窄),则将导致心腔内血流紊乱。

(三)心壁的结构

心壁分为心内膜、心肌和心外膜。

1.心内膜

心内膜是一层衬在心腔内面光滑的薄膜,与血管的内膜相延续,心的各瓣膜内心内膜折叠而成。心内膜由内皮、内皮下层和心内膜下层构成。心内膜下层有心的传导系统的分支。

2.心肌

心肌是构成心壁的主体,分为心房肌和心室肌。心房肌较薄,心室肌较厚,左心室肌最发达。心房肌和心室肌不相延续,均附着于心纤维环上,因此,心房、心室分别收缩。右心房、左心房、心室和心脏传导系统的肌纤维内有心房特殊颗粒,称为心房利钠尿多肽,简称心钠素,有很强的利尿、排钠、扩张血管和降血压的作用。

3.心外膜

心外膜被覆于心肌表层,是透明光滑的浆膜,为心包的脏层。其内有冠状动脉主干及其分支,以及静脉、神经和脂肪组织等。

(四)心的传导系统

心的传导系统包括窦房结、房室结、房室束、左束支、右束支、浦肯野纤维,最后连于心壁肌内(图 4-9)。心的传导系统位于心壁内,由特殊分化的心肌细胞构成,其功能是产生兴奋和传导冲动,以维持心搏的正常节律,使心房肌和心室肌的收缩互相协调。

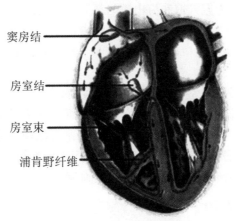

窦房结 ——

房室结 ——

房室束 ——

浦肯野纤维 ——

图 4-9 心脏传导系统

窦房结是心的正常起搏点,由窦房结发出的冲动引起心房肌收缩,同时冲动也被传给房室结,在房室结内传导缓慢,约经 0.04 s 的延搁,再沿房室束、左右束支及浦肯野纤维传至心室肌,引起心室肌收缩。因此,心房和心室的收缩并不是同时发生。

(五)心的血管

营养心的动脉是左、右冠状动脉,均由升主动脉的起始处发出,行于心外膜深面,分布于心壁。如冠状动脉或其分支发生阻塞,可引起心肌梗死、心律失常等。心的静脉经 3 条途径回流入心,心壁大部分静脉血经冠状窦注入右心房,冠状窦位于冠状沟后部,借冠状窦口开口于右心房;右心室前壁有 2～3 支较大的静脉,直接开口于右心房。

(六)心包

心包是包裹心和出入心的大血管根部的纤维浆膜囊,分内、外两层,外层为纤维心包,内层为浆膜心包(图 4-10)。纤维心包是坚韧的结缔组织囊,为心包最外层。浆膜心包贴于纤维心包的内面,互相移行,分脏、壁两层,脏层紧贴于心的表面,称为心外膜,壁层位于纤维心包的内面。脏、壁两层之间的间隙称为心包腔,腔内含少量浆液,起润滑作用。心包的主要功能:一是可减少心脏跳动时产生的摩擦;二是防止心过度扩张,以保持血容量的相对恒定。

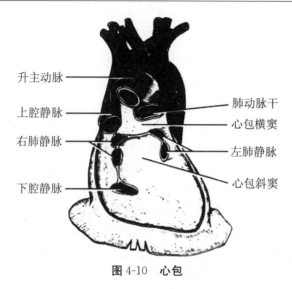

升主动脉

上腔静脉

右肺静脉

下腔静脉

肺动脉干

心包横窦

左肺静脉

心包斜窦

图 4-10　心包

（七）心的体表投影

心在胸前壁体表投影是临床心脏听诊必须掌握的知识，以胸前壁的 4 个点及其连线作为心的投影（图 4-11）。

（1）左上点，在左侧第 2 肋软骨的下缘，距胸骨左缘约 1 cm。

（2）右上点，在右侧第 3 肋软骨上缘，距胸骨右缘约 1 cm。

（3）左下点，在左侧第 5 肋间隙，左锁骨中线内侧 1～2 cm（或距前正中线 7～9 cm），即心尖的投影位置。

（4）右下点，在右侧第 6 胸肋关节处。上述 4 个点的连线为心的体表投影，左、右侧心界均略向两侧微凸。

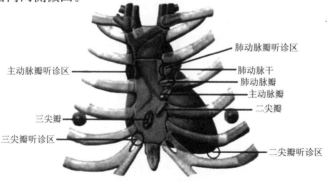

主动脉瓣听诊区

三尖瓣

三尖瓣听诊区

肺动脉瓣听诊区

肺动脉干

肺动脉瓣

主动脉瓣

二尖瓣

二尖瓣听诊区

图 4-11　心的体表投影

三、动脉

动脉是从心室运送血液到全身各器官的血管。由左心室发出的主动脉及其各级分支运送动脉血(含氧较多的血液),而由右心室发出的肺动脉干及其分支则输送静脉血(含氧较少的血液)。动脉分支离开主干进入器官前的一段称为器官外动脉,进入器官内的分支称为器官内动脉。

器官外动脉分布的一般规律:①动脉的分布与人体结构相适应,人体左、右对称,动脉分支也有对称性;②人体每一大局部(如头颈,躯干,上、下肢)一般有 1～2条动脉干;③躯干部在结构上有体壁和内脏之分,动脉也有壁支和脏支之分,壁支一般有明显的节段性,如肋间后动脉和腰动脉;④动脉常与静脉、神经和淋巴管伴行,外包裹结缔组织形成血管神经束;⑤动脉多居身体的屈侧、深部或安全隐蔽处;⑥动脉自主干发出后,常以最短的距离到达它所分布的器官;⑦动脉的粗细和分支的多少与器官的形态、大小和功能密切相关。

器官内动脉分布的一般规律:①实质性器官(如肝、肾、肺等)的动脉,由门进入,呈放射状分布,其分支常作为该器官分叶或分段的依据;②中空性器官(如肠、输尿管等)的动脉呈纵行、横行或放射状分布;③肌内的动脉常沿肌束走行;④长骨内的动脉,从骨干和两端进入长骨内分支。

(一)肺循环的动脉

肺动脉干(pulmonary trunk)短而粗,起自右心室,在升主动脉前方向左后上方斜行,至主动脉弓下方分为左、右肺动脉。左肺动脉较短,分两支进入左肺上、下叶;右肺动脉较长而粗,经升主动脉和上腔静脉后方向右横行,至右肺门处分为 3支进入右肺上、中、下叶。

在肺动脉干分杈处稍左侧有一纤维性的动脉韧带结(arterial ligament),连于主动脉弓下缘,是胎儿出生后动脉导管闭锁后的遗迹。动脉导管若在出生后 6 个月尚未闭锁,则称为动脉导管未闭。动脉导管未闭是常见的先天性心脏病之一。

(二)体循环的动脉

主动脉是体循环的动脉主干。主动脉由左心室发出,起始段为升主动脉,向右前上方斜行,达右侧第 2 胸肋关节高度移行为主动脉弓,再弯向左后方,达第 4 胸椎体下缘处移行为胸主动脉,沿脊柱左侧下行逐渐转至其前方,达第 12 胸椎高度穿膈的主动脉裂孔,移行为腹主动脉,在腹腔内沿脊柱左前方下降,至第 4 腰椎体下缘处分为左、右髂总动脉（图 4-12）。

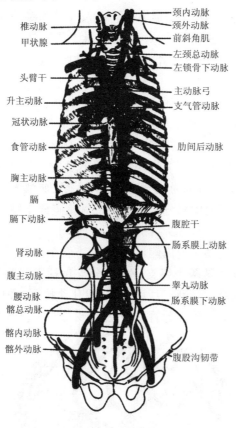

椎动脉
甲状腺

头臂干

升主动脉

冠状动脉

食管动脉

胸主动脉

膈

膈下动脉

肾动脉

腹主动脉

腰动脉
髂总动脉

髂内动脉
髂外动脉

颈内动脉
颈外动脉
前斜角肌
左颈总动脉
左锁骨下动脉

主动脉弓
支气管动脉

肋间后动脉

腹腔干

肠系膜上动脉

睾丸动脉
肠系膜下动脉

腹股沟韧带

图 4-12　主动脉分布

1. 升主动脉

升主动脉发自左心室，位于肺动脉干与上腔静脉之间，向右前上方至右侧第 2 胸肋关节后方移行为主动脉弓。升主动脉根部发出左、右冠状动脉。

2. 主动脉弓

主动脉弓下缘靠近动脉韧带处有 2～3 个粟粒样小体，称为主动脉小球，为化学感受器。主动脉弓凹侧发出数支细小的支气管支和气管支。主动脉弓凸侧从右向左发出 3 大分支：头臂干、左颈总动脉和左锁骨下动脉。头臂干为一粗短干，向右上方斜行至右胸锁关节后方分为右颈总动脉和右锁骨下动脉。

(1)颈总动脉。

两侧颈总动脉均经胸锁关节后方,沿食管、气管和喉的外侧上行,至甲状软骨上缘高度分为颈内动脉和颈外动脉。颈总动脉上段位置表浅,活体可扪到其搏动。当头面部大出血时,可在环状软骨平面将颈总动脉向后压向第6颈椎的横突前结节,进行急救止血。

在颈总动脉分杈处有颈动脉窦和颈动脉小球两个重要结构。颈动脉窦是颈总动脉末端和颈内动脉起始部膨大部分,窦壁外膜较厚,其中有丰富的游离神经末梢,称为压力感受器。当血压增高时,窦壁扩张,刺激压力感受器,可反射性地引起心跳减慢、末梢血管扩张,血压下降。颈动脉小球是一个扁椭圆形小体,借结缔组织连于颈动脉分杈的后方,称为化学感受器,可感受血液中二氧化碳分压、氧分压和氢离子浓度变化。当血中氧分压降低或二氧化碳分压增高时,可反射性地促使呼吸加深、加快。

颈外动脉初居颈内动脉前内侧,后经其前方转至外侧,上行穿腮腺至下颌颈处分为颞浅动脉和上颌动脉两个终支。主要分支包括甲状腺上动脉、舌动脉、面动脉、颞浅动脉、上颌动脉、枕动脉、耳后动脉、咽升动脉等。颈内动脉由颈总动脉发出后,垂直上升至颅底,经颈动脉管入颅腔,分支分布于视器和脑(图4-13)。

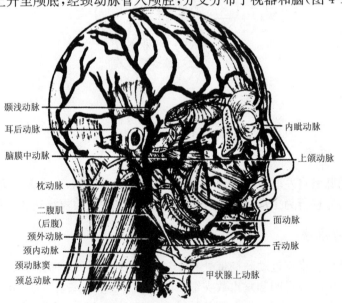

图4-13 颈总动脉及其分支

①甲状腺上动脉,自颈外动脉发出,行向前下,分布于甲状腺和喉。

②舌动脉,平对舌骨大角处起自颈外动脉,行向前内方,分布于舌。

③面动脉,在舌动脉上方起自颈外动脉,经下颌下腺深面,在咬肌止点前缘绕下颌体下缘到面部,经口角和鼻翼外侧至内眦,改名为内眦动脉。面动脉分支分布于下颌下腺和面部的肌、皮肤。

④颞浅动脉,为颈外动脉终支之一,越颧弓根至颞部,分布于腮腺和额、顶、颞部的肌、皮肤。

⑤上颌动脉,为颈外动脉的另一终支,向前行达上颌骨后面,分布于上下颌、牙、牙龈、咀嚼肌、鼻腔和腭扁桃体。上颌动脉的主要分支为脑膜中动脉,它穿棘孔入颅,分前、后两支,分布于硬脑膜。其前支向前行,经翼点深面。当翼点附近骨折时,易损伤前支而致硬膜外血肿。

(2)锁骨下动脉。

锁骨下动脉从胸锁关节后方斜向外至颈根部,呈弓状经胸膜顶前方,穿斜角肌间隙,至第1肋外缘延续为腋动脉(图4-14)。上肢出血时,可于锁骨中点上方的锁骨上窝处向后下将该动脉压向第1肋进行止血。

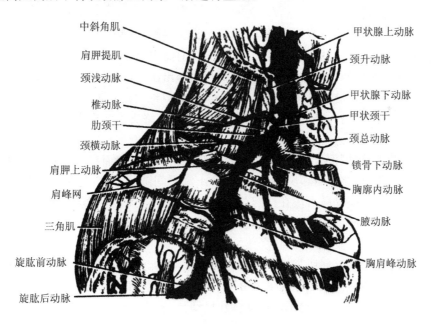

图4-14　锁骨下动脉及其分支

锁骨下动脉的主要分支包括以下几点：

(1)椎动脉,在前斜角肌内侧起始,向上穿第1～6颈椎横突孔,经枕骨大孔入颅腔,分支分布于脑和脊髓。

(2)胸廓内动脉,在椎动脉起点的相对侧发出,向下入胸腔,沿第1～6肋软骨后面下降,分支分布于胸前壁、心包、膈、乳房等处。其较大的终支称为腹壁上动脉,穿膈进入腹直肌鞘,在腹直肌深面下行,与腹壁上动脉吻合,分支营养腹直肌和腹膜。

(3)甲状颈干,为一短干,在椎动脉外侧,前斜角肌内侧缘附近起始,迅即分为甲状腺下动脉、肩胛上动脉等数支,分布于甲状腺、咽和食管、喉和气管以及肩部肌、脊髓及其被膜等处。

此外,锁骨下动脉还发出肋颈干至颈深肌和第1、2肋间隙后部,肩胛背动脉至背部。

(3)腋动脉。

腋动脉行于腋窝深部,至大圆肌下缘移行为肱动脉,其主要分支包括胸肩峰动脉、胸外侧动脉、肩胛下动脉、旋肱后动脉等。腋动脉分布于肩、胸部肌以及背阔肌和乳房等处。

(4)肱动脉。

肱动脉自大圆肌下缘续腋动脉,沿肱二头肌内侧下行至肘窝,平桡骨颈高度分为桡动脉和尺动脉。肱动脉位置比较表浅,在肘窝内上方,肱二头肌腱内侧可触及其搏动,是测量血压听诊的部位。当前臂和手部出血时,可在臂中部将该动脉压向肱骨以暂时止血。肱动脉最主要的分支是肱深动脉。肱深动脉斜向后外方,伴桡神经沿桡神经沟下行,分支营养肱三头肌和肱骨,其终支参与构成肘关节网。

(5)桡动脉。

桡动脉由肱动脉分出,先经肱桡肌与旋前圆肌之间,继而在肱桡肌腱与桡侧腕屈肌腱之间下行,绕桡骨茎突至手背,穿第1掌骨间隙到手掌,与尺动脉掌深支吻合构成掌深弓。桡动脉下段在桡腕关节上方,仅被皮肤和筋膜覆盖,是临床触摸脉搏的部位。桡动脉的主要分支有拇主要动脉和掌浅支。

(6)尺动脉。

尺动脉在尺侧腕屈肌与指浅屈肌之间下行,经豌豆骨桡侧至手掌,与桡动脉掌浅支吻合成掌浅弓。尺动脉的主要分支有骨间总动脉和掌深支。当手出血时,可在桡腕关节上方两侧,同时压迫桡动脉和尺动脉以暂时止血。

(7)掌浅弓和掌深弓。

①掌浅弓,由尺动脉末端与桡动脉掌浅支吻合而成,位于掌腱膜深面,弓的

凸缘约平掌骨中部。掌浅弓的主要分支有小指尺掌侧动脉和 3 条指掌侧总动脉。

　　②掌深弓,由桡动脉末端和尺动脉的掌深支吻合而成,位于屈指肌腱深面,弓的凸缘在掌浅弓近侧,约平腕掌关节高度。掌深弓凸侧发出 3 条掌心动脉。掌浅弓和掌深弓及其之间的交通支保证了手在握、抓、拿物体时的血液供应。

3.胸主动脉

　　胸主动脉是胸部的动脉主干,其分支有壁支和脏支两种。壁支有 9 对肋间后动脉,走行于第 3～11 肋间隙相应的肋沟内,还有 1 对肋下动脉沿第 12 肋下缘走行。另有膈上动脉和纵隔支等数个分支。第 1～2 肋间隙的动脉来自锁骨下动脉的分支。壁支分布于胸壁、腹壁上部、背部、脊髓等处。脏支分为支气管支、食管支、心包支等,分布于气管、支气管、食管、心包等处(图 4-15)。

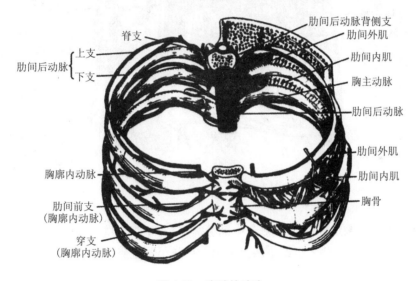

图 4-15　胸壁的动脉

4.腹主动脉

　　腹主动脉是腹部的动脉主干,其分支亦有壁支和脏支之分,但脏支远较壁支粗大(图 4-16)。

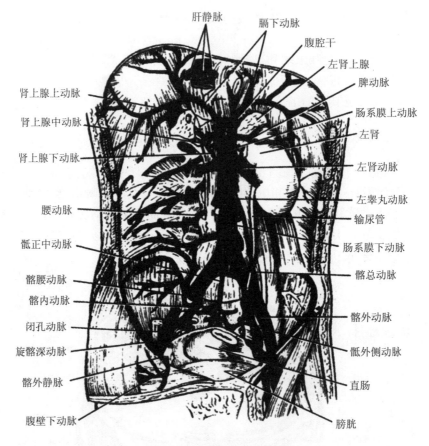

肝静脉　膈下动脉

腹腔干

左肾上腺

脾动脉

肠系膜上动脉

左肾

左肾动脉

左睾丸动脉

输尿管

肠系膜下动脉

髂总动脉

髂外动脉

骶外侧动脉

直肠

膀胱

肾上腺上动脉

肾上腺中动脉

肾上腺下动脉

腰动脉

骶正中动脉

髂腰动脉

髂内动脉

闭孔动脉

旋髂深动脉

髂外静脉

腹壁下动脉

图 4-16　腹主动脉及其分支

1)壁支

主要有腰动脉、膈下动脉、骶正中动脉等,分布于腹后壁、脊髓、膈下、盆腔后壁等处,其中膈下动脉还发出细小的肾上腺上动脉至肾上腺。

2)脏支

分成对脏支和不成对脏支两种。成对脏支有肾上腺中动脉、肾动脉、睾丸动脉(男性)或卵巢动脉(女性);不成对脏支有腹腔干、肠系膜上动脉和肠系膜下动脉。

(1)肾上腺中动脉,约平第 1 腰椎水平起自腹主动脉,分布于肾上腺。

(2)肾动脉,约平第 1～2 腰椎椎间盘处起于腹主动脉,横行向外,到肾门附近分为前、后两干,经肾门入肾,在肾内再分为肾段动脉,营养各肾段组织。肾动脉在入肾门之前发出肾上腺下动脉至肾上腺,在腺内与肾上腺上、中动脉吻合。

(3)睾丸动脉,细而长,在肾动脉起始处稍下方由腹主动脉前壁发出,沿腰大肌前面斜向外下方走行,穿入腹股沟管,参与精索构成,分布至睾丸和附睾,故又称精索内动脉。女性则为卵巢动脉,经卵巢悬韧带下行入盆腔,分布于卵巢和输卵管壶腹部。

(4)腹腔干,为一粗短的动脉干,在主动脉裂孔稍下方,约平第12胸椎高度,起自腹主动脉前壁,迅即分为胃左动脉、肝总动脉和脾动脉。

①胃左动脉,向左上方行至胃贲门附近,沿胃小弯向右行于小网膜两层之间,沿途分支至食管腹段、贲门和胃小弯附近的胃壁。

②肝总动脉,向右行至十二指肠上部的上缘进入肝十二指肠韧带,分为肝固有动脉和胃十二指肠动脉。

a.肝固有动脉,行于肝十二指肠韧带内,在肝门静脉前方、胆总管左侧上行至肝门,分为左、右支,分别进入肝左、右叶。右支在入肝门之前发出一支胆囊动脉,分支分布于胆囊。肝固有动脉尚发出胃右动脉,在小网膜内行至幽门上缘,再沿胃小弯向左,与胃左动脉吻合,沿途分支至十二指肠上部和胃小弯附近的胃壁。

b.胃十二指肠动脉,经胃幽门下缘分为胃网膜右动脉和胰十二指肠上动脉。前者沿胃大弯向左,沿途分出胃支和网膜支至胃和大网膜,其终末支与胃网膜左动脉吻合;后者有前、后两支,在胰头与十二指肠降部之间的前、后面下行,分布于胰头和十二指肠。

③脾动脉,沿胰上缘左行至脾门,分为数条脾支入脾。脾动脉在胰上缘走行,分别发出多支较细小的胰支至胰体和胰尾;1～2支胃后动脉(出现率为60%～80%),在网膜囊后壁腹膜后面上行,经胃膈韧带分布于胃体后壁上部。脾动脉在脾门附近,发出3～5支胃短动脉,经胃脾韧带至胃底;发出胃网膜左动脉沿胃大弯右行,发出胃支和网膜支营养胃和大网膜,其终末支与胃网膜右动脉吻合成动脉弓。

(5)肠系膜上动脉,在腹腔干稍下方,约平第1腰椎水平起自腹主动脉前壁,经胰头与胰体交界处后方下行,越过十二指肠水平部前面进入小肠系膜根,向右髂窝方向走行,其分支如图4-17所示。

①胰十二指肠下动脉,行于胰头与十二指肠之间,分前、后支与胰十二指肠上动脉前、后支吻合,分支营养胰和十二指肠。

②空肠动脉和回肠动脉,13～18支,由肠系膜上动脉左侧壁发出,行于小肠系膜内,反复分支并吻合形成多级动脉弓,由最后一级动脉弓发出直行小支进入肠壁,分布于空肠和回肠。

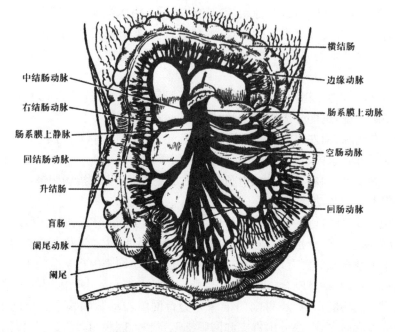

图 4-17　肠系膜上动脉及其分支

　　③回结肠动脉,为肠系膜上动脉右侧壁发出的最下一条分支,斜向右下至盲肠附近,分数支营养回肠末端、盲肠、阑尾和升结肠。至阑尾的分支称为阑尾动脉,经回肠末端的后方进入阑尾系膜,分支营养阑尾。

　　④右结肠动脉,在回肠动脉上方发出,向右行,分升、降支与中结肠动脉和回结肠动脉吻合,分支至升结肠。

　　⑤中结肠动脉,在胰下缘附近起于肠系膜上动脉,向前并稍偏右侧进入横结肠系膜,分为左、右支,分别与左、右结肠动脉吻合,分支营养横结肠。

　　(6)肠系膜下动脉,约平第 3 腰椎高度起于腹主动脉前壁,在腹后壁腹膜后面向左下走行,分支分布于降结肠、乙状结肠和直肠上部,其分支如下。

　　①左结肠动脉,横行向左,至降结肠附近分升、降支,分别与中结肠动脉和乙状结肠动脉吻合,分支分布于降结肠。

　　②乙状结肠动脉,2～3 支,斜向左下方进入乙状结肠系膜内,各支间相互吻合成动脉弓,分支营养乙状结肠。乙状结肠动脉与左结肠动脉和直肠上动脉均有吻合,但一般认为与直肠上动脉之间的吻合不够充分。

　　③直肠上动脉,为肠系膜下动脉的直接延续,在乙状结肠系膜内下行,至第 3

骶椎处分为两支,沿直肠两侧分布于直肠上部,在直肠表面和壁内与直肠下动脉的分支吻合。

5.髂总动脉

髂总动脉由腹主动脉分出后,沿腰大肌内侧下行至骶髂关节处分为髂内动脉和髂外动脉(图 4-18)。

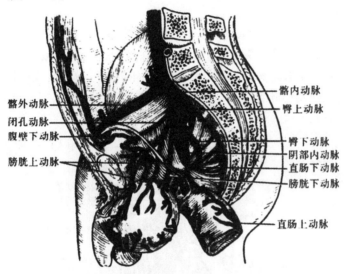

髂外动脉————
闭孔动脉————
腹壁下动脉————
膀胱上动脉————

————髂内动脉
————臀上动脉
————臀下动脉
————阴部内动脉
————直肠下动脉
————膀胱下动脉
————直肠上动脉

图 4-18　髂总动脉及其分支(女性)

(1)髂内动脉。

髂内动脉是盆部的动脉主干,为一短干,沿盆腔侧壁下行,发出脏支和壁支,分布范围包括盆内脏器以及盆部肌肉。

①壁支,主要有 3 条:闭孔动脉沿骨盆侧壁行向前下,穿闭膜孔至大腿内侧,分支至大腿内侧群肌和髋关节;臀上动脉和臀下动脉分别经梨状肌上、下孔穿出至臀部,分支营养臀肌和髋关节等。

②脏支,主要分支包括:脐动脉是胎儿时期的动脉干,出生后其远侧段闭锁形成脐内侧韧带,近侧段管腔未闭,与髂内动脉起始段相连,发出 2～3 支膀胱上动脉,分布于膀胱中、上部;子宫动脉沿盆腔侧壁下行,进入子宫阔韧带底部两层腹膜之间,在子宫颈外侧约 2 cm 处从输尿管前上方跨过,再沿子宫侧缘迂曲上升至子宫底,子宫动脉分支营养子宫、阴道、输卵管和卵巢,并与卵巢动脉吻合;阴部内动脉分布于肛管、外生殖器等处。

　　此外,还有膀胱下动脉分布于膀胱底、精囊和前列腺;女性则分布于膀胱和阴道。直肠下动脉分布于直肠下部、前列腺(男)或阴道(女)等处。

　　(2)髂外动脉。

　　髂外动脉沿腰大肌内侧缘下降,经腹股沟韧带中点深面移行为股动脉至股前部。髂外动脉在腹股沟韧带稍上方发出腹壁下动脉,进入腹直肌鞘,分布于腹直肌并与腹壁上动脉吻合。此外,还发出旋髂深动脉,斜向外上,分支营养髂嵴及邻近肌。

　　(3)股动脉。

　　股动脉是髂外动脉的直接延续,是下肢动脉的主干,在股三角内下行,经收肌管,出收肌腱裂孔至腘窝,移行为腘动脉。其主要分支为股深动脉,在腹股沟韧带下方2~5cm处起于股动脉,经股动脉后方向后内下方,发出旋股内侧动脉至大腿内侧群肌,旋股外侧动脉至大腿前群肌,穿动脉(3~4 支)至大腿后群肌、内侧群肌和股骨(图 4-19)。

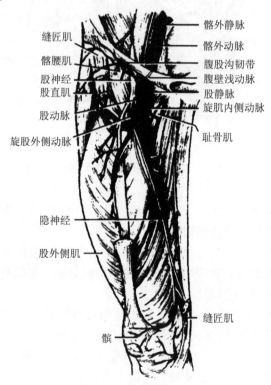

图 4-19　股动脉及其分支

（4）腘动脉。

腘动脉在腘窝深部下行，至腘肌下缘，分为胫前动脉和胫后动脉。

（5）胫后动脉。

胫后动脉沿小腿后面浅、深屈肌之间下行，经内踝后方转至足底，分为足底内侧动脉和足底外侧动脉两终支。胫后动脉主要分支为腓动脉。

（6）胫前动脉。

胫前动脉由腘动脉发出后，穿小腿骨间膜至小腿前面，在小腿前群肌之间下行，至距小腿关节前方移行为足背动脉。

（7）足背动脉。

足背动脉是胫前动脉的直接延续，经拇长伸肌腱和趾长伸肌腱之间前行，至第1跖骨间隙近侧，分为弓状动脉、第1跖背动脉和足底深支。足背动脉位置表浅，在距小腿关节前方，内、外踝连线中点、拇长伸肌腱的外侧可触及其搏动，足背出血时可在该处向深部压迫足背动脉进行止血。

（8）足底内侧动脉和足底外侧动脉。

足底内侧动脉沿足底内侧前行，分布于足底内侧。足底外侧动脉在足底向外侧斜行至第5跖骨底处，转向内侧至第1跖骨间隙，与足背动脉的足底深支吻合，形成足底动脉弓。

四、静脉

人体全身的静脉分为肺循环的静脉和体循环的静脉两种，始于毛细血管，血液沿静脉系统回流入心。肺循环的静脉运送动脉血，体循环的静脉运送静脉血。体循环静脉分浅、深两类。浅静脉位于皮下浅筋膜内，又称皮下静脉。浅静脉不与动脉伴行，最后注入深静脉。临床上常经浅静脉注射、输液、输血、取血、插入导管等。深静脉位于深筋膜深面，与动脉伴行，又称伴行静脉。深静脉的名称和行程与伴行动脉相同，引流范围与伴行动脉的分布范围大体一致。静脉的吻合比动脉丰富，浅静脉多吻合成静脉网，深静脉吻合成静脉丛。静脉有静脉瓣，是防止血液逆流或血流方向改变的装置。此外，还有特殊的静脉，如硬脑膜窦、板障静脉等。

（一）肺循环的静脉

肺静脉每侧2条，分别为左上、左下肺静脉和右上、右下肺静脉。肺静脉起自肺门，向内穿过纤维心包，注入左心房后部。肺静脉将含氧量高的动脉血输送到左心房。左肺上、下静脉分别收集左肺上、下叶的血液，右肺上静脉收集右肺上、中叶的血液,右肺下静脉收集右肺下叶的血液。

(二)体循环的静脉

体循环的静脉包括心静脉系(见心的血管)、上腔静脉系和下腔静脉系。

1.上腔静脉系

上腔静脉系收集头颈部、上肢和胸部的静脉血。上腔静脉由左、右头臂静脉汇合而成,沿升主动脉右侧下降,注入右心房。头臂静脉由颈内静脉和锁骨下静脉汇合而成,汇合处形成的夹角称为静脉角(图 4-20)。

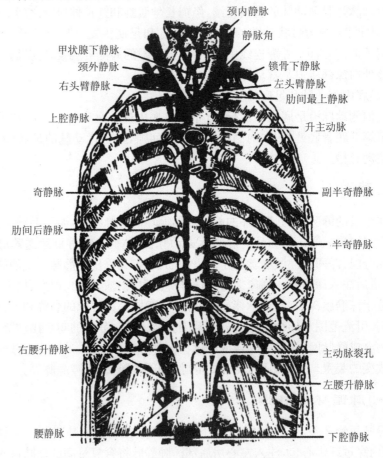

图 4-20　上腔静脉及其属支

(1)头颈部的静脉。

头颈部的静脉包括颈内静脉和颈外静脉。颈内静脉是颈部的深静脉,负责收集颅内和大部分颅外的静脉血。颈外静脉是颈部最大的浅静脉,位于颈部的皮下,沿胸锁乳突肌表面下行,注入锁骨下静脉,主要收集耳郭、枕部及颈前区浅层的静脉血(图 4-21)。

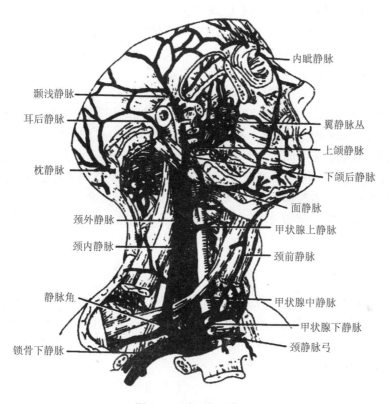

图 4-21　头颈部的静脉

①面静脉,位置表浅,起自内眦静脉,在面动脉的后方下行。在下颌角下方跨过颈内、外动脉的表面,下行至舌骨大角附近注入颈内静脉。面静脉通过眼上静脉和眼下静脉与颅内的海绵窦交通,并通过面深静脉与翼静脉丛交通,继而与海绵窦交通。面静脉缺乏静脉瓣。因此,面部发生化脓性感染时,若处理不当(如挤压等),可导致颅内感染,故将鼻根至两侧口角的三角区称为"危险三角"。

②下颌后静脉,由颞浅静脉和上颌静脉在腮腺内汇合而成。上颌静脉起自翼内肌和翼外肌之间的翼静脉丛。下颌后静脉下行至腮腺下端处分为前、后两支,前

支注入面静脉,后支与耳后静脉和枕静脉汇合成颈外静脉。下颌后静脉收集面侧区和颞区的静脉血。

(2)上肢的静脉。

上肢的静脉有浅、深静脉两种。上肢的深静脉与同名动脉伴行。上肢的浅静脉主要有头静脉、肘正中静脉和贵要静脉。头静脉起于手背静脉网的桡侧,在皮下沿前臂和臂的外侧上行,注入腋静脉或锁骨下静脉。贵要静脉起自于手背静脉网的尺侧,沿前臂及臂的内侧上行,在臂中部注入肱静脉或腋静脉。在肘窝处,头静脉与贵要静脉之间由肘正中静脉相连。

(3)胸部的静脉。

胸部的静脉主要有肋间后静脉、奇静脉及其属支等。肋间后静脉收集胸壁、腹壁的静脉血,最后大多注入奇静脉。奇静脉在右膈脚处起自右腰升静脉,沿食管后方和胸主动脉右侧上行,至第4胸椎体高度向前勾绕右肺根上方,注入上腔静脉。奇静脉沿途收集右侧肋间后静脉、食管静脉、支气管静脉和半奇静脉的血液。半奇静脉在左膈脚处起自左腰升静脉,沿胸椎体左侧上行,约达第8胸椎体高度经胸主动脉和食管后方向右跨越脊柱,注入奇静脉。半奇静脉收集左侧下部肋间后静脉、食管静脉和副半奇静脉的血液。副半奇静脉沿胸椎体左侧下行,注入半奇静脉或向右跨过脊柱前面注入奇静脉。副半奇静脉收集左侧上部的肋间后静脉的血液。

2.下腔静脉系

下腔静脉系收集下肢、盆部和腹部的静脉血。下腔静脉是人体最粗大的静脉,由左、右髂总静脉汇合而成,沿腹主动脉的右侧上行,穿膈的腔静脉孔入胸腔,注入右心房。髂总静脉由髂内静脉和髂外静脉在骶髂关节前方汇合而成(图4-22)。

(1)下肢的静脉。

下肢的静脉有浅静脉和深静脉两种。下肢的深静脉与同名动脉伴行。下肢的浅静脉有大隐静脉和小隐静脉两种。大隐静脉起自足背静脉弓内侧,经内踝前方,沿小腿内侧及大腿内前侧皮下向上行,至耻骨结节外下方3~4 cm处穿隐静脉裂孔,注入股静脉。小隐静脉起自足背静脉弓外侧,经外踝后方,沿小腿后面的皮下上行,到腘窝处穿深筋膜,注入腘静脉。

(2)盆部的静脉。

盆部的静脉主要有髂内静脉及其属支。髂内静脉收集静脉血的范围与髂内动脉的分布区域相同。

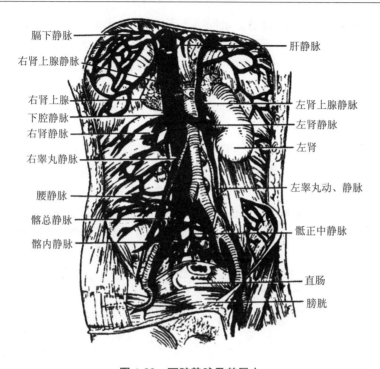

膈下静脉
右肾上腺静脉
右肾上腺
下腔静脉
右肾静脉
右睾丸静脉
腰静脉
髂总静脉
髂内静脉

肝静脉
左肾上腺静脉
左肾静脉
左肾
左睾丸动、静脉
骶正中静脉
直肠
膀胱

图 4-22　下腔静脉及其属支

（3）腹部的静脉。

腹部成对脏器和肝的静脉与同名动脉伴行，直接或间接注入下腔静脉。其中，左肾上腺静脉和左睾丸静脉（或左卵巢静脉）先注入左肾静脉，再注入下腔静脉。肝通过肝左、中、右静脉注入下腔静脉。腹部不成对脏器的静脉（除肝外）与同名动脉伴行，汇入肝门静脉。

（4）肝门静脉系。

肝门静脉系由肝门静脉及其属支构成。肝门静脉是一条短而粗的静脉干，由肠系膜上静脉、脾静脉汇合而成，在肝固有动脉和胆总管的后方上行至肝门，分为两支，分别进入肝左叶和肝右叶。肝门静脉在肝内反复分支，最终注入肝血窦，再经小静脉逐级经肝静脉汇入下腔静脉。肝门静脉收集腹腔内除肝以外的不成对脏器即胃、小肠、大肠（直肠下段除外）、胰、胆囊及脾的静脉血。

肝门静脉的属支包括肠系膜上静脉、脾静脉、肠系膜下静脉、胃左静脉、胃右静脉、胆囊静脉和附脐静脉等，多与同名动脉伴行。肝门静脉与一般静脉不同的是，其回流的起始端和分支末端都与毛细血管相连，而且其属支无功能性静脉瓣。

　　肝门静脉系与上、下腔静脉系之间有丰富的吻合,形成广泛的交通途径。在肝硬化肝门静脉回流受阻时,可通过这些吻合途径,分流肝门静脉血液。

　　①通过食管腹段黏膜下的食管静脉丛,形成肝门静脉系的胃左静脉与上腔静脉系的奇静脉和半奇静脉之间的交通。

　　②通过直肠静脉丛,形成肝门静脉系的直肠上静脉与下腔静脉系的直肠下静脉和肛静脉之间的交通。

　　③通过脐周静脉网,形成肝门静脉系的附脐静脉与上腔静脉系的胸腹壁静脉以及腹壁上静脉或与下腔静脉系的腹壁浅静脉和腹壁下静脉之间的交通。

　　④通过椎内、外静脉丛,形成腹后壁前面的肝门静脉系的小静脉与上、下腔静脉系的肋间后静脉和腰静脉之间的交通。此外,肝门静脉系在肝裸区、胰、十二指肠、升结肠、降结肠等处的小静脉与上、下腔静脉系的膈下静脉、肋间后静脉、肾静脉和腰静脉等交通。

第二节　淋巴系统

一、淋巴系统概述

(一)淋巴系统的组成

　　淋巴系统由淋巴管道、淋巴组织和淋巴器官组成。淋巴组织分布于消化管和呼吸道等处的黏膜内。淋巴器官是以淋巴组织为主构成的器官,包括淋巴结、脾、胸腺、扁桃体等。

　　当血液流经毛细血管动脉端时,水和一些物质穿过毛细血管壁进入组织间隙,形成组织液。组织液与细胞进行物质交换后,大部分物质再经毛细血管静脉端吸收入静脉,小部分的水分和大分子物质则进入毛细淋巴管,形成淋巴液,简称淋巴。从小肠绒毛至胸导管的淋巴管道内的淋巴因含乳糜微粒而呈白色,其他部位淋巴管道内的淋巴则无色透明。淋巴沿淋巴管道向心性流动,最后注入静脉。因此,可以将淋巴系统视为心血管系统的辅助系统,协助静脉引流组织液。此外,淋巴器官和淋巴组织还具有产生淋巴细胞、过滤淋巴、产生抗体并参与免疫应答的功能。

(二)促使淋巴液回流的因素

淋巴液在淋巴管内呈向心性流动,比静脉血流更为缓慢。在安静的状态下,每小时大约有 120 mL 的淋巴液流入血液,其流量是静脉的 1/10。促使淋巴液回流的因素很多,如淋巴管壁平滑肌的节律性收缩、瓣膜的引导、骨骼肌的收缩、动脉的搏动、吸气时胸腔扩大和心房舒张形成的负压,以及淋巴液的不断生成等,都能作用于淋巴管,促进淋巴液的回流。如果淋巴液回流受阻,大量含蛋白质的组织液不能得到及时吸收,可导致淋巴水肿。

二、淋巴管道

淋巴管道包括毛细淋巴管、淋巴管、淋巴干和淋巴导管。

(一)毛细淋巴管

毛细淋巴管是淋巴管道的起始部,以膨大的盲端起于组织间隙,管径大小不一,口径一般较毛细血管大,彼此吻合成网,进而形成淋巴管丛。毛细淋巴管由单层内皮细胞构成,细胞间有间隙,其管壁通透性较毛细血管更大,故一些不易透过毛细血管的大分子物质,如蛋白质、异物、细菌,甚至肿瘤细胞等均较易进入毛细淋巴管。毛细淋巴管分布广泛,目前认为除脑、脊髓、脾红髓、骨髓、上皮、角膜、晶状体、牙釉质、软骨等处缺乏形态明确的内皮样的淋巴管外,毛细淋巴管几乎遍布人体全身。

(二)淋巴管

淋巴管由毛细淋巴管丛汇合而成。管壁内有丰富的瓣膜,可防止淋巴倒流。根据淋巴管位置的不同,可分为浅、深两种。浅淋巴管位于皮下;深淋巴管位于深筋膜深面,多与深部血管伴行。

(三)淋巴干

淋巴干由淋巴管汇合而成。全身浅、深淋巴管共汇合成 9 条淋巴干,即收集头颈部淋巴的左、右颈干,收集上肢淋巴的左、右锁骨下干,收集胸部淋巴的左、右支气管纵隔干,收集下肢、盆壁、盆腔脏器、腹壁和腹腔成对脏器淋巴的左、右腰干,收集腹腔不成对脏器淋巴的肠干。

（四）淋巴导管

人体内的 9 条淋巴干最终汇合成胸导管和右淋巴导管。

1.胸导管

胸导管为全身最粗大的淋巴管道,长 30～40 cm。胸导管起始于乳糜池,乳糜池位于第 1 腰椎体前面,由左、右腰干和肠干汇合形成,呈梭形膨大。胸导管自乳糜池起始后上行,穿膈主动脉裂孔入胸腔,沿脊柱右前方上行,至第 5 胸椎水平转向左,出胸廓上口至颈根部,呈弓形弯曲注入左静脉角。在该处,有左颈干、左锁骨下干、左支气管纵隔干汇入。胸导管收集人体下半部、左侧胸部、左上肢和左侧头颈部的淋巴,约全身 3/4 部位的淋巴。

2.右淋巴导管

右淋巴导管位于右颈根部,为一短干,长约 1.5 cm,由右颈干、右锁骨下干和右支气管纵隔干汇合而成,末端注入右静脉角。右淋巴导管收集人体右侧头颈部、右上肢、右侧胸部、右半心、右肺等处的淋巴,约全身 1/4 部位的淋巴。

三、淋巴器官

（一）淋巴结

淋巴结为大小不一的圆形或椭圆形灰红色小体,一侧隆凸,另一侧凹陷,凹陷中央处为淋巴结门。与淋巴结凸侧相连的淋巴管称为输入淋巴管,数目较多。淋巴结门有神经和血管出入,出淋巴结门的淋巴管称为输出淋巴管。一个淋巴结的输出淋巴管可成为另一个淋巴结的输入淋巴管。引流某一器官或部位淋巴的第一级淋巴结称为局部淋巴结,临床上通常称为哨位淋巴结。当某器官或部位发生病变时,细菌、毒素、寄生虫或肿瘤细胞可沿淋巴管进入相应的局部淋巴结,会被该淋巴结阻截和清除,从而阻止病变的扩散。此时,淋巴结发生细胞增殖等病理变化,致淋巴结肿大。

淋巴结多成群分布,数目不恒定,青年人有 400～450 个淋巴结。淋巴结按位置的不同分为浅淋巴结和深淋巴结。浅淋巴结位于浅筋膜内,深淋巴结位于深筋膜深面。淋巴结多沿血管排列,位于关节屈侧和体腔的隐藏部位,如肘窝、腋窝、腘窝、腹股沟、脏器门和体腔大血管附近。淋巴结的主要功能是滤过淋巴、产生淋巴细胞和进行免疫应答。淋巴结内的淋巴窦是淋巴管道的一部分,故淋巴结对于淋巴引流具有重要作用。

(二)脾、扁桃体和胸腺

淋巴器官除淋巴结外,还有脾、扁桃体和胸腺。

1.脾

脾是人体最大的淋巴器官,位于左季肋区,与第9~11肋相对,其长轴与第10肋一致,正常情况下在左肋弓下不能触及(图4-23)。脾呈暗红色、椭圆形,质地软而脆,受暴力打击时易破裂。脾分为膈、脏两面,上、下两缘和前、后两端。脾的脏面凹陷,近中央为脾门,是血管神经进出的部位,上缘较锐利,有2~3个脾切迹,此为脾的触诊标志。脾的主要功能有造血、储血、滤血、清除衰老的红细胞、参与机体的免疫应答等。

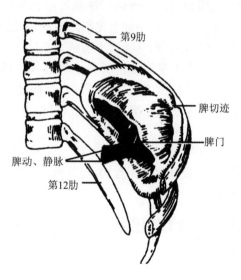

图 4-23 脾(脏面)

2.扁桃体

扁桃体是由淋巴与上皮组织构成的淋巴上皮器官,位于咽峡前后,包括腭扁桃体、舌扁桃体、咽鼓管扁桃体以及咽扁桃体。该系列扁桃体一起构成咽淋巴环,对消化道和呼吸道具有防御和保护作用。

3.胸腺

(1)胸腺的位置和形态。

胸腺(thymus)位于胸骨柄的后方,上纵隔的前部,呈不对称的左、右两叶。新生儿及幼儿时期,胸腺相对较大,随年龄增长继续发育,青春期达高峰,以后逐渐萎缩、退化,胸腺组织大部分被脂肪组织所代替。

(2)胸腺的微细结构。

胸腺表面有薄层结缔组织被膜,被膜的组织伸入腺实质内,将胸腺分隔成不完全小叶。小叶的周边为皮质,中央为髓质。

①胸腺皮质由上皮网状细胞构成支架,网眼内充满密集的淋巴细胞和巨噬细胞。上皮网状细胞分泌胸腺素,诱导淋巴干细胞增殖、分裂、分化成各种 T 淋巴细胞,不需要抗原刺激。

②髓质细胞成分与皮质相同。上皮网状细胞数量较多,淋巴细胞较少。髓质内常见嗜酸性的胸腺小体,由多层扁平的上皮细胞围成,外层细胞小,结构清晰,中央细胞大,多变性解体。胸腺小体的功能尚不清楚。

③胸腺的血供特点:小动脉穿胸腺被膜和小隔进入皮质,形成毛细血管网,此处毛细血管壁具有屏障作用,称为血-胸腺屏障,可阻止血液中的抗原进入胸腺皮质。在皮质与髓质交界处有毛细血管后微静脉,是淋巴细胞进出胸腺的通道。

(3)胸腺的功能。

胸腺通过上皮性网状细胞分泌的胸腺素,促进淋巴细胞发育。胸腺是 T 淋巴细胞繁殖、培育的主要部位。

四、全身主要部位的淋巴结

(一)头颈部淋巴结

1.头部的淋巴结

头部的淋巴结多位于头、颈交界处,由后向前依次为枕淋巴结、耳后淋巴结、腮腺淋巴结、下颌淋巴结和颏下淋巴结。主要收纳头面部的淋巴,其输出管道直接或间接注入颈外侧深淋巴结。

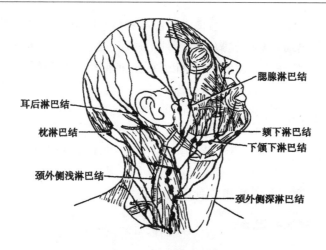

图 4-24　头颈部淋巴结

下颌下淋巴结位于下颌下腺附近,3～4 个,主要收纳面部、口腔等处的淋巴管。面部大部分淋巴管直接或间接注入下颌下淋巴结,所以面部出现炎症或肿瘤时,常引起该淋巴结肿大。

2.颈部的淋巴结

颈部的淋巴结分为颈前淋巴结和颈外侧淋巴结两组,每组淋巴结又分为浅、深两部分。

(1)颈前淋巴结。

颈前淋巴结分浅、深两组。颈前浅淋巴结位于颈前部浅筋膜内,沿颈前静脉排列,收纳颈前部浅层结构的淋巴;颈前深淋巴结位于喉、气管颈部和甲状腺的前方,根据位置可分为喉前淋巴结、甲状腺淋巴结、气管前淋巴结、气管旁淋巴结等,分别收纳上述器官的淋巴管。颈前淋巴结的输出管注入颈外侧深淋巴结。

(2)颈外侧淋巴结。

颈外侧淋巴结分为颈外侧浅淋巴结和颈外侧深淋巴结。

①颈外侧浅淋巴结位于胸锁乳突肌表面,沿颈外静脉排列,收纳颈部浅层、耳后部及枕部的淋巴,其输出管注入颈外侧深淋巴结(图 4-24)。颈外侧浅淋巴结是淋巴结核的好发部位。

②颈外侧深淋巴结位于胸锁乳突肌深面,10～20 个,主要沿颈内静脉排列。其上端位于鼻咽部后方的淋巴结称为咽后淋巴结,收纳鼻腔、鼻旁窦、鼻咽部和咽鼓管等处的淋巴(图 4-24)。鼻咽癌患者的癌细胞首先转移至此淋巴结。下端淋

巴结除沿颈内静脉排列外,还有沿锁骨下静脉和臂丛排列的锁骨上淋巴结。胃癌或食管癌患者的癌细胞常通过胸导管经颈干逆流,或通过侧支转移至左锁骨上淋巴结,引起该淋巴结肿大。颈外侧深淋巴结直接或间接收纳头颈部、胸壁上部及乳房上部的淋巴,其输出管汇合成左、右颈干。

(二)上肢的淋巴结

上肢的淋巴结主要为腋淋巴结。其位于腋窝内,可分为外侧淋巴结、胸肌淋巴结、肩胛下淋巴结、中央淋巴结和尖淋巴结 5 群。腋淋巴结收集上肢、乳房、胸壁、腹壁上部等处的淋巴管,其输出管合成锁骨下干。

(三)胸部的淋巴结

胸部的淋巴结位于胸壁内和胸腔器官周围(图 4-25)。

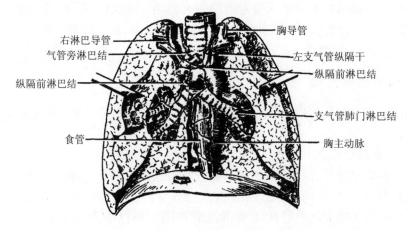

图 4-25　胸部的淋巴结

1.胸壁的淋巴结

胸壁大部分浅淋巴管将淋巴液注入腋淋巴结,胸前壁上部的浅淋巴管将淋巴液注入颈外侧下深淋巴结,胸壁深淋巴管将淋巴液注入胸壁淋巴结。

(1)胸骨旁淋巴结。

胸骨旁淋巴结位于胸廓内面,沿胸廓内血管排列,收纳脐以上胸腹前壁、乳房内侧部、膈和肝上面的淋巴液。其输出淋巴管参与合成支气管纵隔干。

(2)肋间淋巴结。

肋间淋巴结多位于肋小头附近,沿肋间血管排列,收纳胸后壁深层的淋巴液。其输出淋巴管将淋巴液注入胸导管。

(3)膈上淋巴结。

膈上淋巴结位于膈上面,分前、中、后3群,收纳膈、心包、胸膜及肝上面的淋巴液。其输出淋巴管将淋巴液注入胸骨旁淋巴结、纵隔前淋巴结及纵隔后淋巴结。

2.胸腔器官的淋巴结

(1)气管、支气管和肺的淋巴结。

气管、支气管和肺的淋巴结数目较多,沿支气管树排列,依其淋巴引流方向,可分为肺淋巴结、支气管肺淋巴结(肺门淋巴结)、气管支气管淋巴结、气管旁淋巴结。气管旁淋巴结的输出管与纵隔前淋巴结的输出管组成支气管纵隔干。

(2)纵隔前淋巴结。

纵隔前淋巴结位于大血管和心包的前方,引流胸腺、心包、心、纵隔胸膜等器官的淋巴,其输出淋巴管参与合成支气管纵隔干。

(3)纵隔后淋巴结。

纵隔后淋巴结沿食管和胸主动脉排列,引流食管、心包、膈和胸主动脉的淋巴,其输出淋巴管注入胸导管。

(四)腹部的淋巴结

腹部的淋巴结主要有腰淋巴结,位于腹主动脉周围,收集腹后壁、腹腔成对脏器和髂总淋巴结的输出淋巴管;腹腔淋巴结、肠系膜上淋巴结和肠系膜下淋巴结分别位于腹腔干、肠系膜上动脉和肠系膜下动脉周围或根部,收集相应动脉分布区域的淋巴。

(五)盆部的淋巴结

盆部的淋巴结沿盆腔血管排列,包括髂外淋巴结、髂内淋巴结和髂总淋巴结(图4-26、图4-27)。

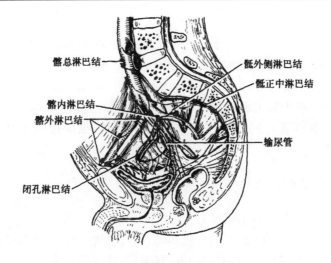

图 4-26　盆部的淋巴结(男性)

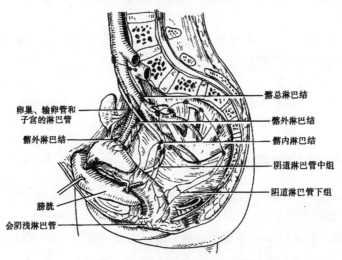

图 4-27　盆部的淋巴结(女性)

1. 髂外淋巴结

髂外淋巴结沿髂外血管排列,引流膀胱、前列腺(男)或子宫颈、阴道上部(女)的淋巴,并收纳腹股沟浅、深淋巴结的输出淋巴管。其输出淋巴管注入髂总淋巴结。

2.髂内淋巴结

髂内淋巴结沿髂内血管排列,引流盆壁、盆腔脏器、会阴、臀部和大腿后部深层结构的淋巴,其输出淋巴管注入髂总淋巴结。

3.髂总淋巴结

髂总淋巴结沿髂总血管排列,收纳髂内、外淋巴结的输出淋巴管,其输出淋巴管注入腰淋巴结。

(六)下肢的淋巴结

下肢的淋巴结主要有腘淋巴结和腹股沟淋巴结。

1.腘淋巴结

腘淋巴结分浅、深两群,浅群沿小隐静脉末端排列,深群沿腘血管排列,引流小腿和足的大部分浅、深淋巴管,其输出管沿股血管上行,注入腹股沟深淋巴结。

2.腹股沟淋巴结

腹股沟淋巴结分深、浅两群。

(1)腹股沟浅淋巴结位于腹股沟韧带下方,分上、下两组。上组与腹股沟韧带平行排列,收纳腹前外侧壁下部、臀部、会阴、外生殖器的浅淋巴管;下组沿大隐静脉末端排列,收纳下肢大部分浅淋巴管(足外侧缘和小腿后外侧部除外)。腹股沟浅淋巴结输出管大部分注入腹股沟深淋巴结,小部分注入髂外淋巴结。

(2)腹股沟深淋巴结位于股静脉根部的周围,收纳大腿深部结构和会阴的淋巴,并收纳腘淋巴结和腹股沟浅淋巴结的输出管,其输出淋巴管注入髂外淋巴结。

第五章　神经系统分析

神经系统在人体各器官系统中占有十分重要的地位,是机体内起主导作用的调节机构。神经系统借助于感受器可接受体内和体外的刺激,引起各种反应,调节和控制全身各器官系统的功能,使其统一协调活动,以适应多变的内、外界环境,使人体与内、外环境保持相对平衡。本章主要对中枢神经系统、周围神经系统、神经系统的传导通路进行论述。

第一节　中枢神经系统

一、脊髓

脊髓(spinal cord)起源于胚胎时期神经管的后端,是中枢神经系统的低级部分,保留着明显的节段性。自脊髓发出的 31 对脊神经分布于躯干和四肢。脊髓与脑的各部之间有着广泛的双向联系,来自躯干、四肢的各种刺激通过脊髓传导到脑才能产生感觉,脑也要通过脊髓来完成各种复杂的功能。在正常状况下,脊髓的活动是在脑控制下完成的,但脊髓本身也能完成许多反射活动。

(一)脊髓的位置和外形

脊髓位于椎管内,上端平枕骨大孔处与延髓相连,下端缩窄变细为圆锥形,称为脊髓圆锥(conus medullaris)。成人脊髓圆锥末端平第 1 腰椎体下缘,儿童位置较低,新生儿脊髓下端多平第 2、3 腰椎之间。成年男性脊髓平均长 42~45 cm,最宽处横径为 1~1.2 cm。脊髓圆锥末端向下延续为细长的无神经组织的终丝(filum terminale)(图 5-1)。终丝是软膜的延续,在第 2 骶椎水平以下被硬脊膜包裹,向下止于尾骨后面的骨膜,对脊髓起固定的作用。

　　脊髓呈前、后稍扁的圆柱形(图 5-1),全长粗细不等,有两个梭形的膨大,即颈膨大(cervical enlargement)和腰骶膨大(lumbosacral enlargement)。颈膨大自颈髓第 4 节段至胸髓第 1 节段,由此发出的神经支配上肢。腰骶膨大自腰髓第 2 节段至骶髓第 3 节段,由此发出的神经支配下肢。这两个膨大的形成是由于其内部的神经元数量及纤维较多所致,与四肢的发达程度成正比。前肢发达的动物,如猴、猿类颈膨大明显;后肢发达的动物,如袋鼠、鸵鸟等腰骶膨大明显;四肢退化的蛇类,脊髓无膨大。

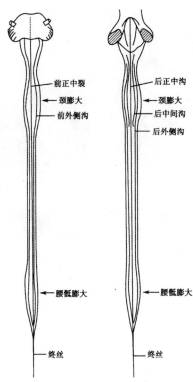

图 5-1　脊髓的外形

　　脊髓表面可见 6 条纵行的沟,前面正中较深的沟称为前正中裂(anterior median fissure),后面正中较浅的沟称为后正中沟(posterior median sulcus)。二者将脊髓分为左右对称的两半。前正中裂和后正中沟的两侧,分别有成对的前外侧沟(anterolateral sulcus)和后外侧沟(posterolateral sulcus),分别有脊神经前、后根的根丝附着。在颈髓和胸髓上部,后正中沟和后外侧沟之间,还有一条较浅的后中间沟(posterior intermediate sulcus),是薄束和楔束之间的分界标志。

(二)脊髓的内部结构

脊髓横切面上可见中央有中央管,贯穿脊髓全长,围绕中央管可见 H 形的灰质。每一侧灰质分别向前方和后方伸出前角和后角,前后角之间的灰质称为中间带。在胸髓和上腰髓的中间带还有向外侧突出的侧角。连接两侧的灰质部分称为灰质连合。脊髓的白质以前外侧沟和后外侧沟为界,分前索、外侧索和后索 3 个索。前正中裂后方的白质为白质前连合。在灰质后角基部外侧与外侧索白质之间,灰、白质混合交织,此处称为网状结构(图 5-2)。

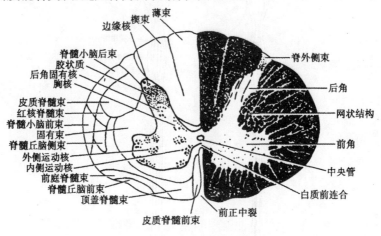

边缘核　楔束　薄束
脊髓小脑后束
胶状质
后角固有核
胸核
皮质脊髓束
红核脊髓束
脊髓小脑前束
固有束
脊髓丘脑侧束
外侧运动核
内侧运动核
前庭脊髓束
脊髓丘脑前束
顶盖脊髓束
皮质脊髓前束
前正中裂
脊外侧束
后角
网状结构
前角
中央管
白质前连合

图 5-2　脊髓颈段横切面

1. 灰质

(1)前角。

前角也称前柱,主要由运动神经元组成。一般将前角运动神经元分为内、外两侧群:内侧群的神经元支配颈深肌和躯干固有肌;外侧群的神经元主要分布于两个膨大部,支配四肢肌。另外,根据形态和功能,将前角运动神经元分为大、小两型:大型细胞为 α 运动神经元,支配骨骼肌的运动;小型细胞为 γ 运动神经元,与调节肌张力有关。

(2)后角。

后角也称后柱,主要由中间神经元组成,接受后根的传入纤维。后角的神经元主要分为四群核团：

①缘层，是后角尖的边缘区，由较大型的细胞组成。

②胶状质，在缘层前方，由小型神经细胞组成，贯穿脊髓全长，主要完成脊髓节段间的联系。

③后角固有核，位于胶状质的前方，由大、中型细胞组成，它们发出的纤维经白质前连合交叉到对侧，组成脊髓丘脑束上行，止于背侧丘脑。

④胸核，又称背核，位于后角基部内侧，仅见于颈 8 到腰 2 节段，发出的纤维组成同侧的脊髓小脑后束。

（3）侧角。

侧角又称侧柱，由中间带向外侧突出形成，由中、小型细胞组成，仅见于胸 1～腰 3 脊髓节段，是交感神经的低级中枢。在脊髓骶 2～4 节段，相当于侧角位置的部位由小型神经元组成核团，称为骶副交感核，是副交感神经在脊髓的中枢。

Rexed 板层的概念：20 世纪 50 年代，Rexed 研究猫脊髓灰质细胞的构筑，发现在脊髓的全长，灰质细胞构筑基本相似，在横切面上所见的细胞核或柱是有层次的，从后角尖到前角可分为 10 个板层（图 5-3）。Ⅰ层相当于后角缘层，Ⅱ层相当于胶状质，Ⅲ、Ⅳ层相当于后角固有核，Ⅴ、Ⅵ层位于后角基部，Ⅶ层相当于中间带，Ⅷ层位于前角基部，Ⅸ层相当于前角运动神经元，Ⅹ层在脊髓中央管周围。后来发现，人类脊髓灰质也同样具有 10 层构筑。

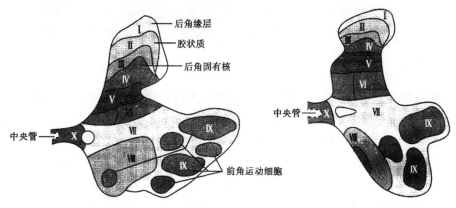

图 5-3　脊髓灰质分层示意

2. 白质

白质位于脊髓灰质周围，由纵行排列的纤维组成。在白质中向上传递神经冲动的传导束称为上行(感觉)纤维束,向下传递神经冲动的传导束称为下行(运动)纤维束。另外,还有联系脊髓各节段的上、下行纤维,完成各节间的反射活动,紧靠灰质边缘的一层短距离纤维,称为脊髓固有束。

(1)上行纤维束。

①薄束和楔束,位于后索,此二束均由起自脊神经节内的中枢突组成,经脊神经后根入脊髓后索直接上行。由同侧第 5 胸节以下来的纤维组成薄束,由同侧第 4 胸节以上来的纤维组成楔束,向上分别止于延髓内的薄束核和楔束核。此二束的功能是向大脑传导本体感觉(来自肌、腱、关节等处的位置觉、运动觉和振动觉)和精细触觉(如辨别两点间的距离和物体的纹理粗细等)冲动。由于薄束、楔束中的纤维是按照骶、腰、胸、颈的顺序自内向外排列进入脊髓的,因此来自各部的纤维有明确的定位关系。

②脊髓小脑后束,位于外侧索后外侧的表层。此束纤维起自同侧的脊髓胸核,上行止于小脑皮质。其功能是向小脑传导来自躯干下部和下肢的非意识性本体感觉冲动。

③脊髓小脑前束,位于外侧索前部的表层。此束纤维主要起自对侧后角基部和中间带,上行止于小脑皮质,其功能与脊髓小脑后束相同。

④脊髓丘脑束,位于外侧索的前半和前索中。脊髓丘脑束主要由脊髓后角缘层和后角固有核发出纤维,大部分斜经白质前连合交叉并上升1～2个脊髓节段至对侧,传导痛觉和温觉冲动的纤维交叉至对侧外侧索前半上行,组成脊髓丘脑侧束;传导粗触觉和压觉冲动的纤维交叉到对侧前索内上行,组成脊髓丘脑前束。脊髓丘脑束行经脑干,终止于背侧丘脑。

(2)下行纤维束。

①皮质脊髓束,是脊髓内最大的下行纤维束,其纤维起自大脑皮质运动中枢,下行经内囊和脑干,在延髓的锥体交叉处,大部分纤维交叉到对侧后继续下行于脊髓外侧索后部,成为皮质脊髓侧束,其纤维止于同侧脊髓前角运动细胞。皮质脊髓束的小部分纤维,在锥体交叉处不交叉,下行于同侧前索的前正中裂两侧,称为皮质脊髓前束。此束一般不超过胸段,其纤维大部分逐节经白质前连合交叉后止于对侧的脊髓前角运动细胞,也有一些纤维不交叉止于同侧的前角运动细胞。皮质脊髓束的功能是控制骨骼肌的随意运动,特别是肢体远端的灵巧运动。

②红核脊髓束,位于皮质脊髓侧束的腹侧,起于中脑红核,纤维交叉到对侧。其功能与兴奋屈肌的运动神经元有关。

③前庭脊髓束,位于前索内,起于前庭神经外侧核,纤维在同侧下行。其功能

与兴奋同侧伸肌的运动神经元和抑制屈肌的运动神经元有关。

④其他下行束,包括顶盖脊髓束、内侧纵束和网状脊髓束。上述 3 个传导束的功能与调节肌张力和运动协调有关。

二、脑

脑位于颅腔内,成人脑平均重量约 1 400 g。脑分为端脑、间脑、脑干和小脑 4 个部分(图 5-4、图 5-5),脑干自前上向后下依次为中脑、脑桥和延髓。延髓向下经枕骨大孔与脊髓相连。

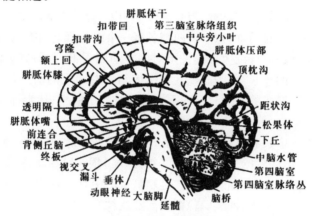

图 5-4　脑的正中矢状面

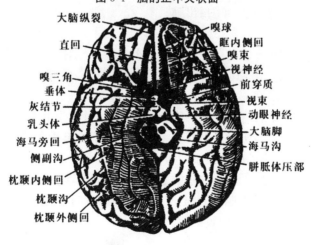

图 5-5　脑的底面

（一）脑干

脑干是中枢神经系统位于脊髓和间脑之间的一个较小的部分，自前上向后下依次为中脑、脑桥和延髓，分为背侧面和腹侧面。背侧面与小脑相连，腹侧面靠脑底。中脑向上与间脑相连接，延髓向下出枕骨大孔延续为脊髓。

1.脑干的外形

（1）腹侧面。

延髓形似倒置的圆锥体，下部与脊髓外形相近，脊髓表面的纵行沟裂向上延续到延髓上部。在延髓腹面，前正中裂两侧各有一个纵行隆起，称为锥体。锥体内由端脑发出的皮质脊髓束纤维大部交叉至对侧脊髓侧索下行，形成锥体交叉。锥体外侧有一对椭圆形的隆起，称为橄榄。在锥体与橄榄之间的前外侧沟中有舌下神经（Ⅻ）根出脑。在橄榄的背侧自上而下有舌咽神经（Ⅸ）根、迷走神经（Ⅹ）根、副神经（Ⅺ）根出脑。

脑桥腹侧面的中央有纵行的基底沟，沟内有基底动脉。沟的两侧较膨隆，向背侧移行为小脑中脚，两者的分界处为三叉神经（Ⅴ）根。脑桥下缘借延髓脑桥沟与延髓分界，上缘与中脑的大脑脚相接。延髓脑桥沟中有3对脑神经根，自内侧向外侧依次为展神经（Ⅵ）根、面神经（Ⅶ）根及前庭蜗神经（Ⅷ）根。

中脑的腹侧面有一对粗大的柱状结构，称为左、右大脑脚，两脚的中间窝为脚间窝，脚间窝内有动眼神经（Ⅲ）根出脑。

（2）背侧面。

延髓背面的下部，脊髓的薄束和楔束向上延伸，分别扩展为膨隆的薄束结节和楔束结节（图5-6、图5-7），其深面有薄束核和楔束核。延髓上部和脑桥共同形成的菱形凹陷，称为菱形窝。

中脑背侧面上、下各有两个圆形隆起，上方的一对称为上丘，与视觉反射有关；下方的一对称为下丘，与听觉反射有关。在下丘的下方有滑车神经（Ⅳ）根出脑，它是唯一从脑干背侧发出的脑神经。

第四脑室为位于延髓、脑桥和小脑之间的裂隙，顶为小脑，底为菱形窝，内有脑脊液（图5-7）。它向上借中脑水管与第三脑室相通，向下通脊髓中央管，并借顶部的正中孔和两个外侧孔通蛛网膜下隙。

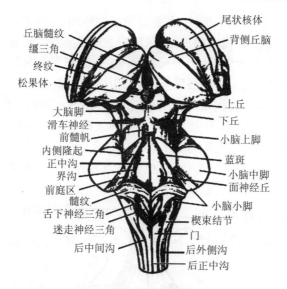

图 5-6 脑干的背面

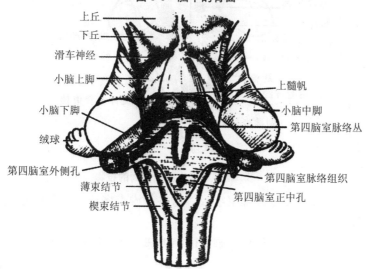

图 5-7 脑干的背面(第四脑室脉络丛)

2.脑干的内部结构

脑干也由灰质、白质和网状结构构成,但其内部结构远比脊髓复杂,其结构主要特征:①灰质不再连贯成细胞柱,而变成断续的核团;②很多纤维束在脑干交叉传导,打乱了脊髓原来灰、白质的界限;③延髓上部中央管向后敞开为菱形窝,因此原来脊髓前角和后角的腹背关系,变成内、外侧关系,即界沟内侧为运动神经核,界沟外侧为感觉神经核;④脑干中央区形成较大的网状结构。

(1)灰质。脑干的灰质配布与脊髓不同,它不形成连续的灰质柱,而是分散成团,称为神经核(图5-8)。若干功能相同的脑神经核,在脑干内有规律地排列成纵行。脑神经核分为两种:与运动有关的称为脑神经运动核;与感觉有关的称为脑神经感觉核。各脑神经核的名称和位置,也多与其相连脑神经的名称和连脑部位相对应。

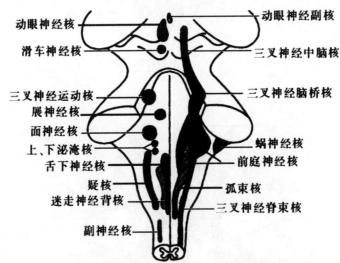

图5-8 脑神经核在脑干背面的投影

(2)白质。白质主要由纤维束组成。这些纤维束多位于脑干的腹侧部和外侧部,具有传导功能。

(3)网状结构。网状结构位于脑干的中央部,与中枢神经系统的各部都有广泛的联系。

(二)小脑

1.小脑的位置与外形

小脑位于颅后窝,脑桥和延髓的背侧。小脑中间比较狭窄的部位,称为小脑蚓,两侧膨大的部分,称为小脑半球。小脑半球在靠近延髓的背面向下膨隆,称为小脑扁桃体(图 5-9)。当颅脑外伤、颅内血肿等病变引起颅内压过高时,该部会嵌入枕骨大孔,形成小脑扁桃体疝(枕骨大孔疝),从而使延髓受压,导致呼吸、循环障碍,危及生命。

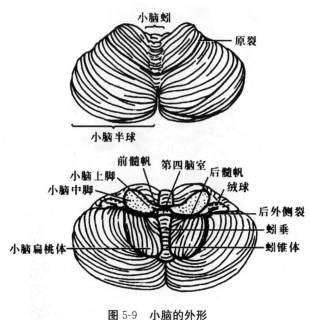

图 5-9　小脑的外形

2. 小脑的内部结构

小脑的表层为灰质,称为小脑皮质,内部为白质,称为小脑髓质。白质内埋有几对灰质块,称为中央核,其中最大者为齿状核。

小脑对维持身体平衡,调节肌张力及对随意运动的协调具有重要作用。

(三)间脑

间脑位于脑干与端脑之间,连接大脑半球和中脑,由于大脑半球高度发达而掩盖了间脑的两侧和背面,仅部分腹侧部露于脑底。间脑中间有一狭窄腔隙即第三脑室,分隔左、右间脑。虽然间脑体积不到中枢神经系统的 2%,但其结构和功能却十分复杂,是仅次于端脑的高级中枢。间脑可分为 5 部分:背侧丘脑、后丘脑、上丘脑、底丘脑和下丘脑(图 5-10)。

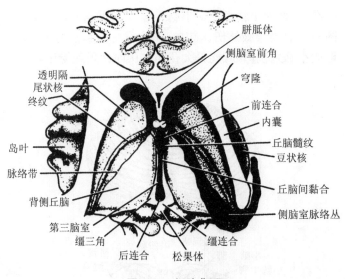

图 5-10　间脑背面

1.背侧丘脑

背侧丘脑也称丘脑,由 1 对卵圆形的灰质团块组成,借丘脑间黏合相连,前端突起称为前结节,后端膨大称为丘脑枕,背面的外侧缘与端脑尾状核之间隔有终纹,内侧面有一自室间孔走向中脑水管的浅沟,称为下丘脑沟,为背侧丘脑与下丘脑的分界线。在背侧丘脑灰质的内部有一由白质构成的内髓板,在水平面上呈"Y"字形,它将背侧丘脑大致分为三大核群:前核群、内侧核群和外侧核群(图 5-11)。

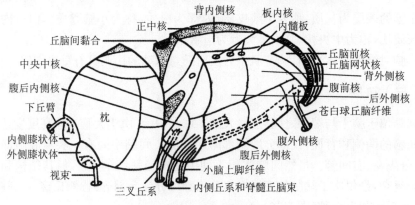

图 5-11　背侧丘脑核团模式

（1）前核群。

前核群位于背侧丘脑前结节内，在额状面上又可分为前背侧核、前腹侧核和前内侧核 3 部分。前核群是边缘系统的重要环节，功能上与内脏活动的调节有关。

（2）内侧核群。

内侧核群位于内髓板与正中核群之间，有广泛的纤维联系，包括下丘脑核团、纹状体、边缘系统、额叶皮质等。功能上，内侧核群是内脏感觉和躯体感觉冲动的整合中枢，并涉及意识性活动和记忆活动。

（3）外侧核群。

外侧核群位于内髓板与外髓板之间，可分为背侧和腹侧两部分。腹侧包括腹前核、腹中间核和腹后核，腹后核又可分为腹后内侧核和腹后外侧核。腹中间核接受齿状丘脑束传入的本体感觉冲动，投射纤维至中央前回，另外，此核被认为是"震颤源区"。临床上可通过毁损此区，以控制基底核病变导致的震颤等。腹后内侧核接受三叉丘脑束及味觉纤维，腹后外侧核接受内侧丘系和脊髓丘系的纤维，两核发出纤维投射至大脑皮质躯体感觉中枢。背侧丘脑是感觉传导通路的中继站，也是复杂的综合中枢。背侧丘脑受损时，常见的症状有感觉缺失、过敏和异常，并可伴有剧烈的自发性疼痛。

2. 后丘脑

后丘脑位于背侧丘脑的后下方，中脑顶盖的上方，包括内侧膝状体和外侧膝状体，属特异性中继核。内侧膝状体接受来自下丘臂的听觉传导通路的纤维，发出纤维至额叶的听觉中枢。外侧膝状体接受视束的传入纤维，发出纤维至枕叶的视觉中枢。

3. 上丘脑

上丘脑位于间脑的背侧部与中脑顶盖前区相移行的部分，包括丘脑髓纹、缰三角和松果体。

4. 底丘脑

底丘脑位于背侧丘脑与中脑被盖的过渡区，参与锥体外系对运动的调节。

5. 下丘脑

下丘脑位于背侧丘脑的下方，组成第三脑室侧壁的下份和底壁，上方借下丘脑沟与背侧丘脑分界，前端达室间孔，后端与中脑被盖相续，下面最前部是视交叉，视交叉的前上方连接终板,后方有灰结节,向下移行于漏斗,漏斗下端连垂体,灰结节后方有1对圆形隆起,称为乳头体。

(1)下丘脑的主要核团。

下丘脑核团边界不明显,神经元大小不一,以肽能神经元为主,其主要核团包括:①视上核,位于视交叉外端的背外侧;②室旁核,位于第三脑室上部的两侧;③漏斗核,位于漏斗深面;④乳头体核,位于乳头体内(图5-12)。

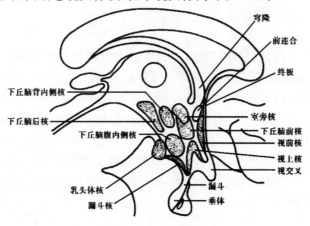

图 5-12　下丘脑主要核团

(2)下丘脑的纤维联系。

下丘脑有复杂的纤维联系,主要包括:①与垂体的联系。通过下丘脑垂体束(包括视上垂体束、室旁垂体束和结节漏斗束)相联系,兼有传导冲动和分泌激素的功能。视上核和室旁核分泌的血管升压素和缩宫素,沿视上垂体束和室旁垂体束输送到神经垂体,再经血液运送至靶器官;漏斗核等神经元分泌的腺垂体激素的释放因子和抑制因子,经结节漏斗束运送至正中隆起,再经垂体门静脉输送到腺垂体,以调控腺垂体各种激素的分泌。②与边缘系统的联系。③与背侧丘脑、脑干和脊髓的联系。

(四)端脑

端脑是脑的最高级部位,被大脑纵裂分为左、右大脑半球。大脑半球遮盖着间脑和中脑,并把小脑推向后方。大脑半球和小脑之间有大脑横裂。

1. 端脑的外形和分叶

大脑半球的表面凹凸不平,凹陷处称为沟,沟之间形成长短、大小不一的隆起,称为脑回。

　　大脑半球分为上外侧面、内侧面和下面(图5-13、图5-14)。每个半球有3条较明显的沟：①外侧沟，半球最深、最明显的沟，起于半球下面，转到上外侧面，行向后上方。②中央沟，起于半球上缘中点稍后方，沿上外侧面斜向前下方，几达外侧沟。此沟上端延伸至半球内侧面。③顶枕沟，位于半球内侧面后部，自下向上并略转至上外侧面。

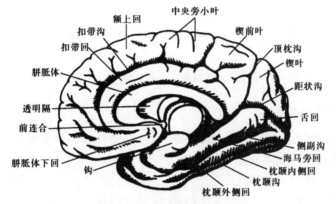

图 5-13　大脑半球内侧面

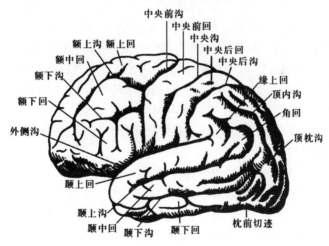

图 5-14　大脑半球外侧面

　　每个半球借上述3条沟分为5叶：在外侧沟上方和中央沟以前的部分为额叶；外侧沟以下的部分为颞叶；顶枕沟以后的部分为枕叶；外侧沟以上、中央沟与顶枕沟之间的部分为顶叶；岛叶位于外侧沟深面，被额叶、顶叶、颞叶所掩盖。

大脑半球重要的沟回:在半球的上外侧面,中央沟前方,有与之平行的中央前沟。自中央前沟有两条向前水平走行的沟,为额上沟和额下沟。由上述3沟将额叶分成4个脑回:中央前回位于中央沟和中央前沟之间;额上回位于额上沟上方,沿半球上缘并转至半球内侧面;额中回位于额上、下沟之间;额下回位于额下沟和外侧沟之间。在中央沟后方,有与之平行的中央后沟,此沟与中央沟之间为中央后回;在颞叶外侧沟的下壁上有颞横回(图5-14)。

在半球的内侧面,有中央前回、中央后回从外侧面延伸到内侧面的部分为中央旁小叶。在中部有前后方向上略呈弓形的胼胝体。在胼胝体后下方,有呈弓形的距状沟(图5-13)。

在半球底面,额叶内有纵行的嗅束,其前端膨大为嗅球,后者与嗅神经相连。

2.端脑的内部结构

大脑半球表层的灰质称为大脑皮质,皮质深方的白质称为髓质。髓质内含有若干个灰质团块,称为基底核。端脑内的裂隙为侧脑室。

(1)大脑皮质。

大脑皮质是脑最重要的部分,是人体运动、感觉的最高级中枢和语言、意识思维的物质基础。机体各种功能活动的最高中枢在大脑皮质上具有定位关系,形成许多重要中枢,但这些中枢只是执行某种功能的核心部分。按照大脑皮质的功能定位分为躯体运动中枢、躯体感觉中枢、视觉中枢、听觉中枢和语言中枢等。

①躯体运动中枢(图5-15)。躯体运动中枢位于中央前回和中央旁小叶前部,该中枢内的神经细胞发出锥体束,支配骨骼肌的随意运动。该区有3个特点:左右交叉支配;身体各部肌群代表区的大小与其灵巧程度有关;身体各部的代表区为一倒置人形,头颈部正常。因此,临床上如中央前回损伤,易发生肢体瘫痪,而且以肢体远端运动障碍最严重。

②躯体感觉中枢(图5-15)。躯体感觉中位于中央后回和中央旁小叶后部,接受背侧丘脑腹后核传来的对侧半身痛、温、触、压以及位置和运动觉。该区结构上有3个特点:交叉管理,一侧半身浅、深感觉投射到对侧的中央后回;身体各部在中央后回的投射呈倒置的人形,即自中央旁小叶开始依次是下肢、躯干、上肢、头颈的投射区,但头颈投射正置;身体感觉敏锐的部位在投射区面积大,如手指、唇、舌的投射区最大。

③视觉中枢。视觉中枢位于枕叶距状沟两侧的皮质(图5-13)。因视交叉的关系,一侧视区接受两眼对侧视野的物象。因此,一侧视中枢受损,表现为对侧视野的偏盲。

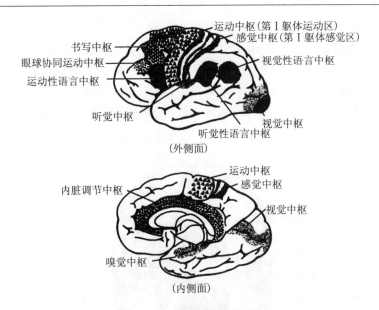

图 5-15　大脑皮质的功能区

④听觉中枢。听觉中枢位于颞横回(图 5-14),每侧的听觉中枢都接受来自两耳的冲动,因此一侧听觉中枢受损不致引起全聋。

(2)基底核。

基底核位于白质内,位置靠近脑底,包括尾状核、豆状核和杏仁体。

①尾状核。尾状核是由前向后弯曲、呈"C"形的核团,分为头、体、尾 3 部分。

②豆状核。豆状核位于岛叶深部,借内囊与内侧的尾状核和丘脑分开,此核在水平切面上呈三角形,并被两个白质的板层分隔成 3 部,外侧部最大称为壳,内侧两部分合称苍白球。在种系发生上,尾状核及壳发生较晚,合称新纹状体。苍白球较为古老,称为旧纹状体。纹状体是锥体外系的重要组成部分,在调节躯体运动中具有重要作用,苍白球作为基底前脑的一部分参与机体的学习记忆功能。

③杏仁体。杏仁体与尾状核尾部相连,其功能与内脏活动、行为和情绪有关。

(3)大脑髓质。

每侧大脑半球的皮质深面,除基底核和侧脑室之外的所有空间都被大量的神经纤维所充满,称为髓质。髓质中的纤维结构复杂,大体可分为以下 3 类:

①连合纤维。连合纤维是连接左、右半球的纤维,如胼胝体。

②联络纤维。联络纤维是联系同侧半球内各部分皮质的纤维。

③投射纤维。投射纤维由大脑皮质与皮质下各中枢间的上、下行纤维组成,它

们大部分经过内囊。

投射纤维出入大脑半球时,经过背侧丘脑、尾状核和豆状核之间,在此集中形成一个厚的白质板,称为内囊(图 5-16、图 5-17)。内囊在水平切面上呈">＜"形,分为内囊前肢(前脚)、内囊膝和内囊后肢(后脚)3 部。内囊前肢伸向前外,位于豆状核与尾状核之间;内囊后肢伸向后外,位于豆状核和背侧丘脑之间;内囊膝介于前、后肢之间。

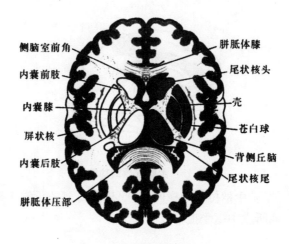

图 5-16　大脑半球的水平切面

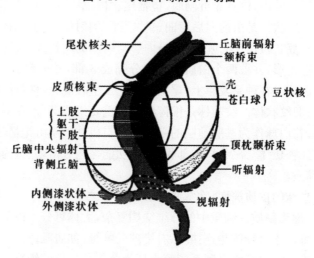

图 5-17　内囊结构示意

通过内囊的纤维主要有：内囊膝部有皮质核束；内囊后肢有皮质脊髓束、丘脑皮质束、视辐射和听辐射。因此，当内囊损伤广泛时，患者会出现对侧半身浅、深感觉丧失（丘脑中央辐射受损），对侧偏瘫（皮质脊髓束、皮质核束损伤）和偏盲（视辐射受损）的"三偏"症状。

④侧脑室。侧脑室为位于大脑半球内的一对裂隙，呈"C"字形，内有脑脊液。侧脑室经左、右室间孔与第三脑室相通，室腔内有脉络丛（图 5-18）。

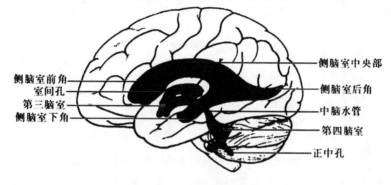

图 5-18　侧脑室投影

第二节　周围神经系统

一、脊神经

（一）脊神经的组成

脊神经共 31 对，每对脊神经连于一个脊髓节段，每对脊神经借前根连于脊髓前外侧沟；借后根连于脊髓后外侧沟。脊神经前、后根均由许多根丝构成，一般前根属运动性的，后根属感觉性的，二者在椎间孔处合成一条脊神经，既含感觉纤维又含运动纤维，为混合性的。脊神经后根在椎间孔附近呈椭圆形膨大，称为脊神经节，其中含假单极的感觉神经元，其中枢突构成了脊神经后根。

在 31 对脊神经中，包括颈神经 8 对、胸神经 12 对、腰神经 5 对、骶神经 5 对和尾神经 1 对。每对脊神经都含有 2 种纤维成分，而每种成分又可分为躯体和内脏神经纤维两部分。因此,脊神经含有 4 种纤维成分(图 5-19)。

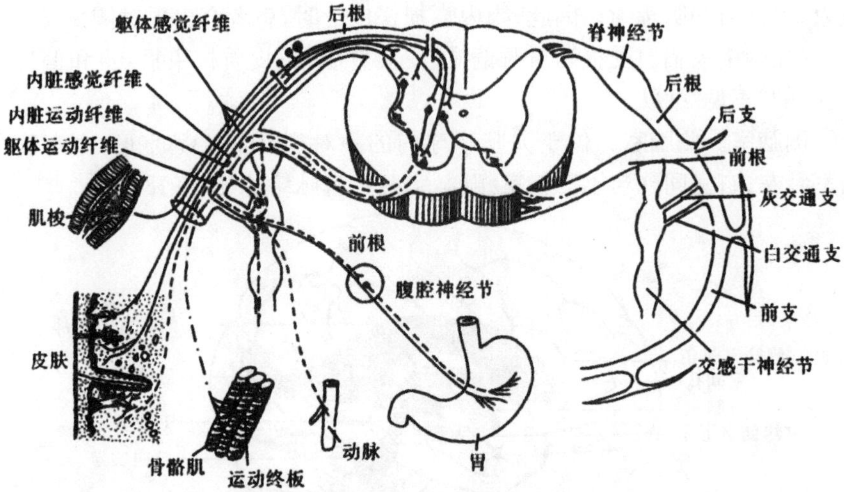

图 5-19　脊神经的组成和分布模式

(1)躯体感觉纤维。躯体感觉纤维来自脊神经节中的假单极神经元,其中枢突构成脊神经后根进入脊髓,周围突入脊神经分布于皮肤、骨骼肌、肌腱和关节,将皮肤浅感觉(痛、温、触觉)和肌、腱、关节的深感觉(运动觉、位觉等)冲动传入中枢。

(2)内脏感觉纤维。内脏感觉纤维也来自脊神经节的假单极神经元,其中枢突构成后根进入脊髓,其周围突分布于内脏、心血管和腺体,将这些结构的感觉冲动传入中枢。

(3)躯体运动纤维。躯体运动纤维发自脊髓前角,分布于骨骼肌,支配其随意运动。

(4)内脏运动纤维。内脏运动纤维发自胸腰段脊髓侧角(交感中枢)或骶副交感核(副交感中枢),分布于内脏、心血管和腺体,支配心肌、平滑肌的运动,控制腺体的分泌。

第 1 颈神经干经寰椎与枕骨之间穿出椎管,第 2～7 颈神经干均经同序数颈椎上方的椎间孔穿出,而第 8 颈神经干经第 7 颈椎下方的椎间孔穿出。12 对胸神经干和 5 对腰神经干经同序数椎骨下方的椎间孔穿出,第 1～4 骶神经干经同序数的骶前孔、骶后孔穿出,第 5 骶神经干和尾神经干则经骶管裂孔穿出。由于椎管比脊髓长,各部椎体高度和椎间盘厚度不同,脊神经前、后根在椎管内走行的方向和长度也各异。颈神经根最短,行程近于水平位;胸神经根则较长,斜行向下;腰骶神经根最长,近似垂直下行,构成了马尾。在椎间孔处,脊神经有如下重要毗邻:其前方为椎体及椎间盘,后方为关节突关节和黄韧带。上方为上位椎弓的椎下切迹,下方为下位椎弓的椎上切迹。因此脊柱的病变如椎间盘脱出、椎骨骨折、骨质或韧带增生都会累及脊神经,出现感觉和运动障碍。另外,伴脊神经穿经椎间孔的还有脊髓的节段性动脉、静脉和脊神经的脊膜支。

脊神经干很短,出椎间孔后立即分为粗大的前支和细小的后支,以及脊膜支和交通支。后支分布于枕、颈、背、腰、骶、臀部的皮肤及相应部位的深层肌肉;脊膜支经椎间孔又返回椎管内,分布于脊膜;交通支连于脊神经与交感干之间(见内脏神经);前支分布于躯干前、外侧和四肢的肌肉、皮肤等。

脊神经走行分布规律如下:

(1)较大的神经干多与血管伴行,行于同一个结缔组织鞘内,构成血管神经束。如血管一样多行于关节屈侧,分浅部分支和深部分支。

(2)较大神经的分支一般分为皮支、肌支和关节支。皮支从深面穿过深筋膜浅出于皮下,可与浅静脉伴行分布,主要含躯体感觉纤维和内脏运动纤维(后者支配血管平滑肌、竖毛肌及汗腺)。肌支多从肌的近侧端、起点附近发出,并伴血管一起入肌,主要含躯体运动和躯体感觉纤维。关节支在关节附近发出,一条行程较长的神经往往沿途发出多条分支达数个关节。同样,一个关节可同时接受几条神经的关节支,关节支主要由躯体感觉纤维组成。

(3)在胚胎发育过程中,某些大神经的伴行血管可退化而不显著,如成年人的坐骨神经则无伴行血管。

(4)分布区有一定的节段性和重叠性。

(二)脊神经前支

脊神经前支较脊神经后支粗大。在 31 对脊神经前支中,只有胸神经前支在胸、腹部保持明显的节段性分布,其余的脊神经前支先交织形成神经丛,再由神经丛发出分支分部到头颈、上肢和下肢。主要的神经丛有:颈丛、臂丛、腰丛和骶丛。

1. 颈丛

(1)颈丛的组成和位置。

颈丛由第 1～4 颈神经前支交织构成,位于胸锁乳突肌上部深面,中斜角肌和肩胛提肌起端的前方(图 5-20)。

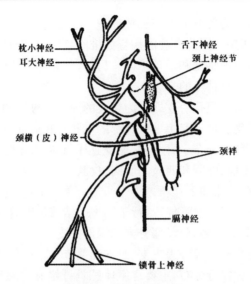

图 5-20 颈丛的组成

(2)颈丛的主要分支与分布。

颈丛分为浅支和深支(图 5-21)。浅支由胸锁乳突肌后缘中点附近穿深筋膜浅出,呈放射状分布于颈侧部、头后外侧、耳郭及胸部等相应部位皮肤。其穿出的部位是颈部皮肤浸润麻醉的阻滞点。

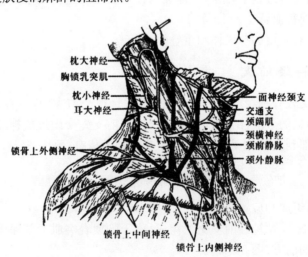

图 5-21 颈丛皮支

颈丛的深支主要支配颈部深肌、肩胛提肌、舌骨下肌群和膈。其中膈神经（phrenic nerve）是颈丛最重要的分支，沿前斜角肌前面下行，在锁骨下动、静脉之间入胸腔，越过肺根的前方，在心包两侧下行达膈。其运动纤维支配膈，感觉纤维分布于心包、纵隔胸膜、膈胸膜及膈下面中央部的腹膜。右膈神经的感觉支还分布于肝、胆囊和肝外胆管等。

2. 臂丛

（1）臂丛的组成和位置。

臂丛（图 5-22）由第 5～8 颈神经前支和第 1 胸神经前支的大部分纤维组成。臂丛从斜角肌间隙穿出，行于锁骨下动脉后上方，经锁骨后方进入腋窝。组成臂丛的 5 个神经根反复分支、组合后，形成内侧束、外侧束及后束，分别从内、外、后三面包围腋动脉。

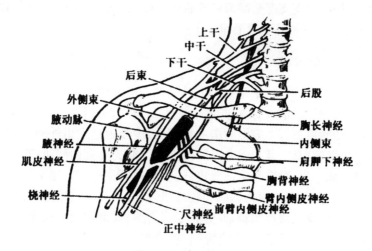

图 5-22　臂丛的组成

（2）臂丛的主要分支与分布。

①腋神经。腋神经发自后束，绕肱骨外科颈至三角肌深面。肌支支配三角肌和小圆肌，皮支分布于肩部和臂外侧区上部的皮肤。

②肌皮神经。肌皮神经发自外侧束，斜穿臂肌前群之间，并发出分支支配该肌群。其终支在肱二头肌下端穿出，称为前臂外侧皮神经，分布于前臂外侧皮肤。

③正中神经。正中神经由臂丛内、外侧束共同组成，沿肱二头肌内侧下降至肘窝，向下经前臂前群浅、深层肌之间至腕部，经腕管入手掌。正中神经在臂部无分

支,在肘部和前臂发出肌支,支配除尺侧腕屈肌、肱桡肌和指深屈肌尺侧半以外的所有前臂屈肌。在手掌发出肌支,支配除拇收肌以外的全部鱼际肌和第1、2蚓状肌;皮支分布于鱼际和桡侧3个半指掌面的皮肤。

④尺神经。尺神经发自内侧束,在肱二头肌内侧随肱动脉下行,在臂中部转向后下,经肱骨内上髁后方的尺神经沟转至前臂内侧,沿尺动脉的内侧下行达腕部。尺神经在臂部无分支,在前臂分支支配尺侧腕屈肌、指深屈肌尺侧半。在手掌发出肌支,支配小鱼际肌、骨间肌和第3、4蚓状肌;皮支分布于小鱼际和尺侧1个半手指的皮肤。在手背,尺神经分布于手背尺侧半和尺侧2个半手指的皮肤。

⑤桡神经。桡神经发自后束,在腋窝位于腋动脉后方,伴肱深动脉向下外行,沿桡神经沟绕肱骨中段背侧旋向外下,在肱骨外上髁上方穿外侧肌间隔至肘窝前面,分为浅、深支。桡神经浅支为皮支,分布于手背桡侧半和桡侧两个半手指的手背面皮肤。桡神经深支支配全部前臂伸肌和肱桡肌。桡神经主干在臂部发出肌支支配肱三头肌,皮支分布于前臂背面。

(三)胸神经前支

胸神经前支共12对,其中第1~11对胸神经前支称为肋间神经,位于相应肋间隙内;第12对胸神经前支称为肋下神经,位于第12肋下方。肋间神经在肋间内、外肌之间,肋间后血管下方沿肋沟前行,至腋中线附近发出外侧皮支分布于胸侧壁皮肤;主干继续前行,其中上6对肋间神经发肌支支配肋间肌;其终支称为前皮支,自胸骨侧缘穿出,分布于胸前壁皮肤、壁胸膜(图5-23)。第7~11对肋间神经和肋下神经向前下,行于腹内斜肌和腹横肌之间,于腋中线附近发外侧皮支;其主干在腹直肌外缘穿入腹直肌鞘,并分布于腹直肌;其前皮支在腹白线附近穿出。其皮支分布于胸、腹壁的皮肤及壁胸膜、壁腹膜;其肌支支配肋间肌、腹前外侧群肌。

胸神经前支在胸、腹壁皮肤的分布呈明显的节段性。T2前支分布于胸骨角平面,T4前支分布于乳头平面,T6前支分布于剑突平面,T8前支分布于肋弓平面,T10前支分布于脐平面,T12前支分布于脐与耻骨联合连线中点平面。临床上常以节段性分布的感觉区障碍,来推断脊髓损伤的节段和确定麻醉平面(图5-24)。

相邻两条皮神经的分布区有重叠。当一条皮神经损伤后,只出现该神经分布区的感觉迟钝;只有当两条以上相邻的皮神经损伤时,才出现分布区的感觉丧失。

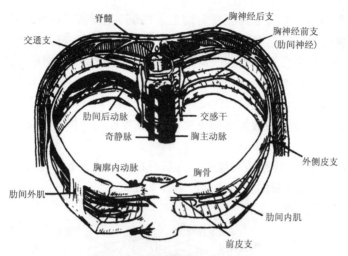

图 5-23　肋间神经的走行与分支

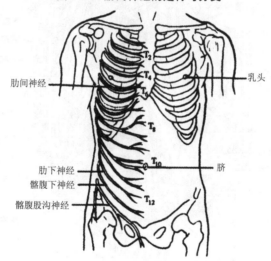

图 5-24　胸神经前支的节段性分布

（四）腰丛

腰丛由第 12 胸神经前支一部分、第 1～3 腰神经前支和第 4 腰神经前支的一部分组成,位于腰大肌深面(图 5-25)。其主要分支包括以下几点:

(1)髂腹下神经和髂腹股沟神经。髂腹下神经和髂腹股沟神经以共干发自腰丛,再分为平行的两细支,经腰方肌前面行向外下至髂嵴上方,进入腹横肌与腹内斜肌之间向前内行。髂腹下神经在髂前上棘内侧穿腹内斜肌,至腹外斜肌腱膜深面走行,达腹股沟浅环上方浅出皮下。肌支支配腹壁诸肌,皮支分布于臀外侧区、腹股沟区及下腹部的皮肤。髂腹股沟神经于腹股沟韧带中点附近进入腹股沟管,并随精索或子宫圆韧带出浅环至皮下。肌支分布于腹壁肌,皮支分布于腹股沟部、阴茎根部及阴囊或大阴唇皮肤。

此二神经是行走于腹股沟区的重要神经,在腹股沟疝修补术时,应避免对其的损伤。

(2)生殖股神经。生殖股神经穿腰大肌并在此肌前面下降,在腹股沟韧带上方分为两支,一支进入腹股沟管随精索入阴囊支配提睾肌,另一支分布于阴囊(或大阴唇)及隐静脉裂孔附近皮肤。

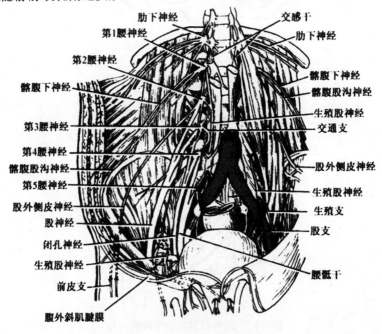

肋下神经
第1腰神经
交感干
肋下神经
第2腰神经
髂腹下神经
髂腹下神经
髂腹股沟神经
生殖股神经
第3腰神经
交通支
第4腰神经
髂腹股沟神经
第5腰神经
股外侧皮神经
生殖股神经
股外侧皮神经
生殖支
股神经
股支
闭孔神经
生殖股神经
前皮支
腰骶干
腹外斜肌腱膜

图 5-25　腰丛及其分支

(3)股外侧皮神经。股外侧皮神经自腰大肌外侧缘向外下,经腹股沟韧带深面入股部,分布于大腿外侧面的皮肤。

(4)股神经。股神经是腰丛最大的分支,在腰大肌外侧缘和髂肌之间下行,经腹股沟韧带深面进入股三角内,位于股动脉外侧,分为数支。肌支支配髂肌、耻骨肌、股四头肌和缝匠肌,皮支分布于股前皮肤,其中最长的皮支称为隐神经,是股神经的终支,伴股动脉入收肌管下行,在膝关节内侧浅出皮下后,又伴大隐静脉沿小腿前内侧下行达足内侧缘,分布于髌骨下方、小腿前内侧和足内缘的皮肤。

股神经损伤后屈髋无力,坐时不能伸小腿,行走时抬腿困难,膝反射消失;股四头肌萎缩,髌骨突出;大腿前面、小腿内侧面和足内缘感觉障碍。

(5)闭孔神经。闭孔神经从腰大肌内侧缘穿出,沿骨盆侧壁向前下行,经闭膜管至大腿内侧,分布于大腿内侧群肌和大腿内侧面的皮肤。闭孔神经受损后,大腿不能内收,患腿不能放置于健腿上。

(五)骶丛

1.骶丛的组成和位置

骶丛(sacral plexus)是最大的脊神经丛,由第 4 腰神经前支的余部、第 5 腰神经前支合成的腰骶干、全部骶神经和尾神经的前支组成,位于盆腔后壁和梨状肌的前方。

2.骶丛的主要分支与分布

(1)臀上神经。臀上神经伴臀上血管自梨状肌上孔出骨盆,分支支配臀中、小肌和阔筋膜张肌,受损时,下肢外展功能障碍。

(2)臀下神经。臀下神经伴臀下血管自梨状肌下孔出骨盆,行于臀大肌深面,并支配该肌。

(3)股后皮神经。股后皮神经自梨状肌下孔出骨盆,分布于臀区、股后区和腘窝处的皮肤。

(4)阴部神经。阴部神经伴阴部内血管自梨状肌下孔出骨盆,绕过坐骨棘经坐骨小孔入坐骨肛门窝,分布于会阴部、外生殖器、肛门的肌肉和皮肤。

(5)坐骨神经。坐骨神经(sciatic nerve)是全身最大的神经,经梨状肌下孔出骨盆,在臀大肌深面。经坐骨结节与大转子之间下行至股后区,在股二头肌长头深面下行,一般在腘窝上方发出胫神经和腓总神经两终支。在股后部,坐骨神经主干分支分布于髋关节和股后肌群。

①胫神经(tibial nerve)。胫神经为坐骨神经本干的直接延续,在腘窝内与腘血管伴行向下,在小腿于比目鱼肌深面伴胫后血管下行,经内踝后方分成两终支,即足底内侧神经和足底外侧神经,进入足底区。胫神经分布范围包括小腿后群和足底肌、小腿后面和足底的皮肤。胫神经损伤后,主要表现为小腿后群肌无力,足

不能跖屈,不能以足尖站立,内翻力弱,呈钩状足畸形,以及足底皮肤感觉障碍。

②腓总神经(common peroneal nerve)。腓总神经沿腘窝上外侧界向外下走行,绕过腓骨颈向前,穿过腓骨长肌,分为腓浅神经和腓深神经。腓总神经分布范围包括小腿前、外侧肌群和足背肌,小腿外侧、足背和趾背的皮肤,膝关节前外侧部和胫腓关节。腓总神经损伤后,主要表现为足不能背屈,趾不能伸,行走时足下垂且内翻,呈马蹄内翻足畸形,以及小腿前外侧和足背皮肤感觉障碍。

二、脑神经

(一)脑神经概述

脑神经是与脑相连的周围神经,共12对,自颅侧向尾侧排列的顺序通常用罗马字符表示:Ⅰ嗅神经、Ⅱ视神经、Ⅲ动眼神经、Ⅳ滑车神经、Ⅴ三叉神经、Ⅵ展神经、Ⅶ面神经、Ⅷ位听神经、Ⅸ舌咽神经、Ⅹ迷走神经、Ⅺ副神经、Ⅻ舌下神经。其中第一对脑神经位于大脑额叶下方;第二对脑神经连于间脑的视交叉;其余的10对脑神经与脑干相连。

(二)脑神经的性质分类和分布概况

脑神经的纤维成分较脊神经复杂。根据脑神经所含主要的纤维成分及功能,可分为3类,即感觉性脑神经、运动性脑神经、混合性脑神经。

1. 感觉性脑神经(共3对)

(1)嗅神经。嗅神经分布于鼻腔顶部的嗅黏膜,主管嗅觉。

(2)视神经。视神经分布于眼球的视网膜上,主管视觉。

(3)位听神经。位听神经分布于内耳的壶腹嵴、椭圆囊斑和球囊斑、螺旋器上,主管位觉和听觉。

2. 运动性脑神经(共5对)

(1)动眼神经、滑车神经、展神经。分布于眼球外面的肌肉,支配眼球的运动,其中第三对脑神经还支配瞳孔括约肌。

(2)副神经。副神经支配胸锁乳突肌、斜方肌和咽喉肌运动。

(3)舌下神经。舌下神经支配舌肌运动。

3. 混合性脑神经(共 4 对)

(1)三叉神经。三叉神经支配咀嚼肌运动和头面部(鼻腔、牙、眼、皮肤等)的一般感觉。

(2)面神经。面神经支配面部表情肌运动,泪腺、下颌下腺和舌下腺的分泌,以及舌前 2/3 的味觉。

(3)舌咽神经。舌咽神经支配咽肌运动、腮腺的分泌、咽部感觉、颈动脉窦和颈动脉体的感觉及舌后 1/3 的味觉。

(4)迷走神经。迷走神经是脑神经中行程最长、分布范围最广的神经,是自主神经系副交感部的主要组成成分。其运动性纤维分布于胸腹腔内脏的平滑肌、腺体、心肌和咽喉的横纹肌上,支配其运动和分泌;感觉性纤维分布于胸腹腔脏器、咽喉(会厌)黏膜、硬脑膜、耳郭和外耳皮肤。

三、内脏神经

内脏神经是指分布于内脏器官、心血管及腺体的神经,分内脏运动神经和内脏感觉神经两种。内脏神经系统主要是内脏运动神经,调节内脏、心血管的运动和腺体的分泌,通常不受人的意识控制,是不随意的,故又称为自主神经或植物性神经。

(一)内脏运动神经与躯体运动神经的区别

(1)躯体运动神经支配骨骼肌,受意识控制;内脏运动神经支配平滑肌、心肌和腺体,在一定程度上不受意识的直接控制。

(2)躯体运动神经自低级中枢发出后,直接支配骨骼肌的运动;内脏运动神经自低级中枢发出后,需在周围部的内脏神经节内交换神经元,即需经过两个神经元才能到达所支配的器官。因此把位于脑干和脊髓的低级中枢发出的神经纤维称为节前纤维,把位于内脏神经节内的神经元发出的纤维称为节后纤维。

(3)躯体运动神经只有一种神经纤维成分;内脏运动神经则有交感和副交感两种神经纤维成分。

(4)躯体运动神经以神经干的形式分布;而内脏运动神经则以神经丛的形式分布。

(二)交感神经

交感神经的低级中枢位于脊髓胸段全长及腰第 1～3 节段的灰质侧角。周围部包括交感神经节、交感干以及神经和神经丛。

　　交感神经节按位置的不同分为椎前节和椎旁节。椎前节位于脊柱前方（图5-26），呈不规则的结节状团块，包括腹腔神经节、主动脉肾神经节、肠系膜上神经节以及肠系膜下神经节等，它们分别位于同名动脉根部附近；椎旁节位于脊柱的两侧，每侧的椎旁节相互连接，构成串珠状的交感干。

　　交感神经的节后纤维部分伴随神经分布于躯干、四肢血管的平滑肌、汗腺和竖毛肌，部分攀附动脉分布于瞳孔开大肌、泪腺、唾液腺等处，部分与交感神经的分支交织成内脏神经丛，如心丛、肺丛、盆丛等。

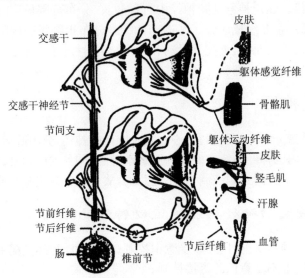

图 5-26　交感神经纤维走行模式

（三）副交感神经

　　副交感神经低级中枢位于脑干的副交感神经核（Ⅲ、Ⅶ、Ⅸ、Ⅹ）和骶髓第 2～4 节内的骶副交感核。周围神经节包括副交感神经节和节后神经纤维。

　　副交感神经节包括器官旁节和器官内节。器官旁节位于节后神经纤维所支配器官的附近；器官内节位于节后神经纤维所支配的器官内。

（四）交感神经和副交感神经的区别

　　交感神经和副交感神经的区别如表 5-1 所示。

表 5-1　交感神经和副交感神经的区别

比较内容	交感神经	副交感神经
低级中枢的位置	脊髓胸 1～3 节段灰质侧角	脑干副交感核与骶副交感核
神经节	椎旁节和椎前节	器官旁节和器官内节
节前、节后纤维	节前纤维短、节后纤维长	节前纤维长、节后纤维短
分布范围	分布范围广泛,分布于全身血管及胸、腹、盆腔脏器的平滑肌、心肌、腺体及竖毛肌和瞳孔开大肌、肾上腺髓质	分布于胸、腹、盆腔脏器的平滑肌、心肌、腺体及瞳孔括约肌

(五)内脏感觉神经

内脏感觉神经是指将内脏所受的刺激传入中枢的神经纤维。内脏感觉神经虽然在形态、结构上与躯体感觉神经相似,但内脏感觉神经和躯体感觉神经相比有如下特点:

(1)一般活动不引起感觉,但强烈的内脏活动会引起感觉,如内脏的痉挛性收缩可引起剧痛。

(2)对牵拉、膨胀、冷热等刺激敏感,对切割等刺激不敏感。故临床手术中切割内脏时,患者无明显感觉,但当受到牵拉时,患者则有较难忍受的感觉。

(3)内脏感觉神经的传入途径比较分散,即一个脏器的感觉纤维经过多个节段的脊神经进入中枢,而一条脊神经又包含来自多个脏器的感觉纤维。因此,内脏痛往往是弥散的,而且定位也不十分准确。当某些内脏器官发生病变时,常在体表一定区域产生感觉过敏或疼痛,这种现象称为牵涉性痛。牵涉性痛有时发生在患病内脏邻近的皮肤区,有时发生在距患病内脏较远的皮肤区。例如,心绞痛时,常在胸前区及左臂内侧皮肤感到疼痛;发生肝胆疾患时,常在右肩部感到疼痛等。临床上借助牵涉性痛有助于内脏疾病的定位诊断。

第三节　神经系统的传导通路

一、感觉传导通路

(一)浅感觉传导通路

浅感觉是指皮肤和黏膜内感受器感觉的痛觉、温觉、触觉和压觉,其传导通路由三级神经元组成。

1.躯干四肢的浅感觉传导通路

(1)第一级神经元胞体位于脊神经节内,其周围突髓脊神经分布于躯干和四肢皮肤内的感受器,中枢突经后根外侧部进入脊髓,上升1～2节后,止于脊髓灰质后角细胞。

(2)第二级神经元胞体位于脊髓灰质的后角,这些神经元发出第二级纤维经白质前连合到对侧的外侧索和前索上行,组成脊髓丘脑束。此束向上经过延髓、脑桥和中脑,终止于背侧丘脑的腹后外侧核。

(3)第三级神经元胞体在背侧丘脑的腹后外侧核,由此核发出的第三级纤维参与组成丘脑皮质束,经内囊后肢,投射到中央后回中、上部和中央旁小叶的后部(图5-27)。

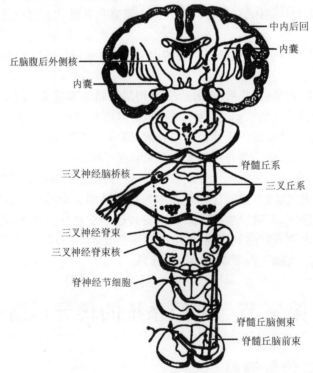

图 5-27 痛、温、触觉传导通路

若在脊髓损伤脊髓丘脑束,对侧损伤平面1～2节段以下,痛觉、温觉、触觉和压觉消失;若在脊髓以上损伤此通路,感觉障碍涉及整个对侧躯干和肢体。

2.头面部的浅感觉传导通路

(1)第一级神经元胞体位于三叉神经节内,其周围突经三叉神经分布于头面部皮肤、黏膜及上、下列牙,中枢突经三叉神经根入脑桥。其中传导痛觉、温觉的纤维入脑桥后,形成长的降支,止于三叉神经脊束核。传导触觉的纤维形成短的升支,止于三叉神经脑桥核。

(2)第二级神经元胞体位于三叉神经脊束核和脑桥核内,两核发出的第二级纤维交叉至对侧组成三叉丘系,上行止于背侧丘脑的腹后内侧核。

(3)第三级神经元胞体位于背侧丘脑的腹后内侧核内,自此核发出的第三级纤维参与组成丘脑皮质束,经内囊后肢,投射到中央后回的下部。

在此通路中,若三叉丘系或其以上的部分受损时,对侧头面部痛觉、温觉和触觉障碍。若三叉丘系以下部分受损时,则痛觉、温觉和触觉障碍在同侧。

(二)深感觉传导通路

躯干、四肢的意识性深感觉传导通路由三级神经元组成。

(1)第一级神经元胞体位于脊神经节内,其周围突髓脊神经分布于肌、腱、关节等处深部感受器和皮肤的精细触觉感受器。中枢突经脊神经后根内侧部入脊髓的后索直接上行,来自第5胸髓节段以下的形成薄束,来自第4胸髓节段以上的形成楔束,分别终于延髓的薄束核和楔束核。

(2)第二级神经元胞体位于薄束核和楔束核内。此两核发出的第二级纤维在中央灰质腹侧中线处交叉,称内侧丘系交叉,交叉后的纤维折向上行,称内侧丘系,向上止于背侧丘脑的腹后外侧核。

(3)第三级神经元胞体位于背侧丘脑的腹后外侧核,其发出的第三级纤维参与组成丘脑皮质束,经内囊后肢投射到中央后回中、上部和中央旁小叶的后部。

此通路若在脊髓受损,患者闭眼时,不能确定同侧各关节的位置状态和运动方向及皮肤的两点距离等;若在内侧丘系或其以上部位受损,则功能障碍在对侧。

(三)视觉传导通路

视觉感受器为眼球视网膜神经部最外层的视锥细胞和视杆细胞。第1级神经元为双极细胞,第2级神经元为最内层的神经节细胞,其轴突在视神经盘处集合成视神经。视神经经视神经管入颅腔,形成视交叉后,延为视束。在视交叉中,来自双眼视网膜鼻侧半的纤维交叉,交叉后加入对侧视束;来自视网膜颞侧半的纤维不交叉,进入同侧视束。因此,左侧视束内含有来自双眼视网膜左侧半的纤维,右侧视束内含有来自双眼视网膜右侧半的纤维。视束绕过大脑脚向后,主要终止于外侧膝状体,后者为第3级神经元胞体,其轴突组成视辐射经内囊后肢投射到大脑皮质距状沟两侧的视区,从而产生视觉(图5-28)。视束中尚有少数纤维经上丘臂终止于上丘和顶盖前区。上丘发出轴突参与形成顶盖脊髓束,下行至脊髓,完成视觉反射。顶盖前区是瞳孔对光反射中枢。

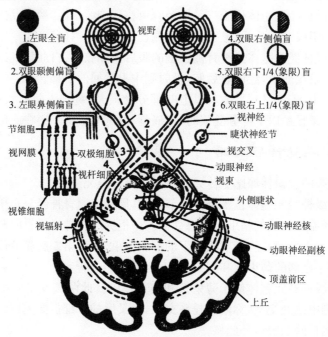

图 5-28 视觉传导通路

视野是指眼球向前平视时能看到的空间范围。由于眼球屈光装置对光线的折射作用,鼻侧半视野的物象投射到颞侧半视网膜,颞侧半视野的物象投射到鼻侧半视网膜,上半视野的物象投射到下半视网膜,下半视野的物象投射到上半视网膜。

在视觉传导通路中,一侧视神经损伤,引起患侧眼视野全盲;视交叉的交叉部损伤,引起双眼视野颞侧半偏盲;一侧视交叉外侧部的不交叉纤维损伤,引起患侧眼视野鼻侧半偏盲;一侧视束、视辐射或视觉中枢损伤,引起双眼视野对侧半同向性偏盲(患侧眼视野鼻侧半和健侧眼视野颞侧半偏盲)。

瞳孔对光反射通路正常时光照一侧瞳孔,引起双侧瞳孔缩小的反应称为瞳孔对光反射。被光照侧的反应称为直接对光反射,未照侧的反应称为间接对光反射。

瞳孔对光反射的反射弧是:视网膜→视神经→视交叉→两侧视束→上丘臂→顶盖前区→两侧动眼神经副核→动眼神经(节前纤维)→睫状神经节→节后纤维→瞳孔括约肌收缩→双侧瞳孔缩小(图 5-28)。

在瞳孔对光反射通路中,一侧视神经损伤,光照患侧瞳孔时,双侧瞳孔均不缩小;但光照健侧瞳孔时,双侧瞳孔均缩小(即患侧眼直接对光反射消失,间接对光反射存在)。一侧动眼神经损伤时,光照任何一侧瞳孔,患侧瞳孔均不缩小(即患侧眼直接及间接对光反射均消失)。

(四)听觉传导通路

第 1 级神经元胞体为内耳蜗轴内的蜗神经节,其周围支末梢呈放射状分布于蜗管基底膜的螺旋器,其中枢支组成蜗神经入脑桥终于蜗神经核。第 2 级神经元胞体为蜗神经核,其发出的轴突大部交叉至对侧,形成斜方体后折向上行称为外侧丘系;少部纤维不交叉,加入同侧的外侧丘系。外侧丘系中大部纤维终于下丘(第 3 级神经元),下丘发出轴突经下丘臂止于内侧膝状体;少部纤维直接终于内侧膝状体。内侧膝状体(第 4 级神经元)发出轴突组成听辐射,经内囊后肢投射至颞横回(图5-29、图 5-30)。

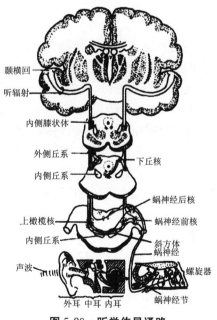

图 5-29　听觉传导通路

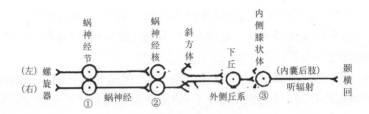

图 5-30　听觉传导通路简式

二、运动传导通路

　　大脑皮质对躯体运动的调节和控制是通过锥体系和锥体外系下传的神经冲动来实现的，二者在功能上互相协调、互相配合，共同完成各种复杂的随意运动。

（一）锥体系

　　锥体系由上、下两级运动神经元组成。上运动神经元位于大脑皮质躯体运动区，下运动神经元位于脑干的躯体运动神经核或脊髓灰质前角内。锥体系包括皮质核束和皮质脊髓束。

1.皮质核束

　　皮质核束通过脑神经支配面部肌的随意运动。上运动神经元是中央前回下部的大锥体细胞，发出轴突组成皮质核束，下行经内囊膝部至大脑脚底中 3/5 的内侧部、脑桥基底部和延髓，沿途陆续分出纤维，大部分终止于双侧脑神经运动核（动眼神经核、滑车神经核、展神经核、三叉神经运动核、面神经运动核上部、疑核和副神经脊髓核），支配双侧眼外肌、咀嚼肌、面上部表情肌、胸锁乳突肌、斜方肌和咽喉肌。小部分纤维完全交叉至对侧，终止于面神经运动核下部和舌下神经核，支配对侧眼裂以下面肌和舌肌。因此，除支配面下部肌的面神经核和舌下神经核为单侧（对侧）支配外，其他脑神经运动核均接受双侧皮质核束的纤维（图 5-31）。

　　一侧上运动神经元受损，可导致对侧眼裂以下的面肌和对侧舌肌瘫痪，表现为病灶对侧鼻唇沟消失，口角低垂并向病灶侧偏斜，流涎，不能做鼓腮、露齿等动作，伸舌时舌尖偏向病灶对侧，为核上瘫；一侧面神经下运动神经元受损，可致病灶侧所有面肌瘫痪，表现为额横纹消失，不能闭眼，口角下垂，不能鼓腮、露齿，鼻唇沟消失，口角偏向病灶对侧等；一侧舌下神经下运动神经元受损，可致病灶侧全部舌肌瘫痪，表现为伸舌时舌尖偏向病灶侧，为核下瘫。

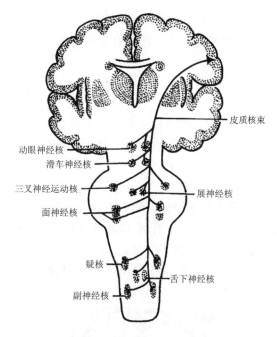

皮质核束
动眼神经核
滑车神经核
三叉神经运动核
面神经核
展神经核
疑核
舌下神经核
副神经核

图 5-31　锥体系中的皮质核束

锥体系任何部位的损伤都可引起其支配区的随意运动障碍——瘫痪。瘫痪可分为两类。

（1）上运动神经元损伤（核上瘫）。

上运动神经元损伤是指脊髓前角运动神经元和脑神经运动核以上的锥体系损伤，即锥体细胞或其轴突（锥体束）的损伤。可表现为：

①肌张力增高，故称痉挛性瘫痪（硬瘫），这是由于上运动神经元对下运动神经元的抑制作用丧失的缘故（脑神经核上瘫时肌张力增高不明显），但早期肌萎缩不明显（因未失去其直接神经支配）。

②腱反射亢进（因失去高级控制），浅反射（如腹壁反射、提睾反射等）减弱或消失（因锥体束的完整性被破坏）。

③出现病理反射等（如 Babinski 征，为锥体束损伤确凿症状之一），因锥体束的功能受到破坏所致。

（2）下运动神经元损伤（核下瘫）。

下运动神经元损伤是指脑神经运动核和脊髓前角运动神经元以下的锥体系损伤，即脑神经运动核和脊髓前角运动神经元以及其轴突（脑神经和脊神经）的损伤。

表现为因失去神经直接支配所致的随意运动障碍,肌张力降低,又称弛缓性瘫痪。由于神经营养障碍,还可导致肌萎缩。因所有反射弧均中断,故浅反射和腱反射都消失,也不出现病理反射。

2.皮质脊髓束

皮质脊髓束由中央前回上、中部和中央旁小叶前部等处皮质的锥体细胞轴突集合而成,下行经内囊后肢、大脑脚、脑桥基底部至延髓锥体(图 5-32)。在锥体下端,75%~90%的纤维左右相互交叉,形成锥体交叉。交叉后的纤维走行于对侧脊髓外侧索,称为皮质脊髓侧束,沿途发出纤维,终止于同侧前角运动细胞,支配四肢肌。小部分未交叉的纤维在同侧脊髓前索内下行,形成皮质脊髓前束,该束仅达上胸节,纤维经白质前连合逐节交叉至对侧,终止于前角细胞,支配躯干肌和四肢肌。皮质脊髓前束中有一部分纤维始终不交叉,止于同侧脊髓前角细胞,主要支配躯干肌。所以,躯干肌受两侧大脑皮质支配,故临床上因内囊受损出现"三偏"综合征的患者,躯干肌不受明显影响。

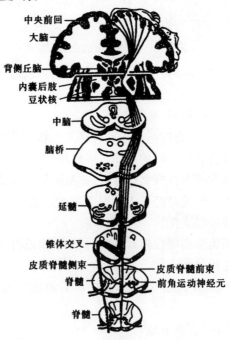

图 5-32 皮质脊髓束

（二）锥体外系

锥体外系是锥体系以外控制、协调骨骼肌运动的纤维束的总称。锥体外系的纤维广泛地起于大脑皮质，在下行过程中与纹状体、红核、黑质、网状结构及小脑发生广泛联系，经多次更换神经元，最后与脊髓前角运动神经元或脑神经运动核构成突触，控制、协调骨骼肌运动。其主要功能是维持肌张力，调节肌群间的随意运动，协助锥体系完成精细、准确动作。

第六章　内分泌系统分析

内分泌系统是由人体不同部位的多种内分泌腺体和组织细胞组成的一个重要功能调节系统,释放各种激素,经血循环运输到各效应器官发挥作用,从而调节机体的新陈代谢、生长发育、生殖等重要生命活动。本章主要阐述甲状腺、甲状旁腺、肾上腺、垂体的结构和作用。

第一节　甲状腺与甲状旁腺

一、甲状腺

(一)位置和形态

甲状腺位于颈前部,舌骨下肌群深面,略呈"H"形,由左、右两个侧叶和甲状腺峡构成(图 6-1)。侧叶位于喉下部与气管上部的两侧,一般分为前、后缘,上、下端以及前外侧面与内侧面。其上端可达甲状软骨中部,下端至第 6 气管软骨。甲状腺峡多位于第 2～4 气管软骨环前方,有时自峡部向上伸出一个锥状叶(出现率50%),长短不一,长者可达舌骨水平。

甲状腺柔软,呈棕红色,富含血管,其大小依年龄、性别和功能状态而不同,青春期和妊娠期略有增大。

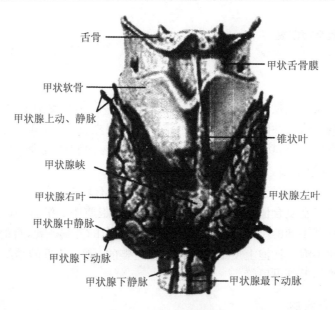

图 6-1　甲状腺(前面观)

舌骨
甲状舌骨膜
甲状软骨
甲状腺上动、静脉
锥状叶
甲状腺峡
甲状腺右叶
甲状腺左叶
甲状腺中静脉
甲状腺下动脉
甲状腺下静脉
甲状腺最下动脉

(二)被膜

甲状腺表面覆有 2 层结缔组织被膜,内层称为纤维囊(临床称真被膜),包裹腺组织并随血管、神经伸入腺实质,将腺组织分隔成许多大、小不等的小叶;外层称为甲状腺鞘或假被膜(临床称外科囊),由颈深筋膜中层的气管前筋膜形成。二者之间形成的间隙称为囊鞘间隙,内含静脉丛、神经、甲状旁腺和丰富的血管吻合。甲状腺两个侧叶内侧有增厚的纤维,连于环状软骨及第 1、2 气管软骨环,称为甲状腺侧韧带,又名甲状腺蒂或脚,有喉返神经及甲状腺下动脉穿过。故吞咽时,甲状腺可随喉上、下移动。

(三)毗邻

甲状腺的前面由浅及深有皮肤、浅筋膜、封套筋膜、舌骨下肌群和气管前筋膜等左、右侧叶的内面与气管、咽、食管及迷走神经相邻接,侧叶的后外面是颈动脉鞘以及鞘后颈部交感神经干。

(四)微细结构

1. 滤泡

甲状腺实质由大量滤泡组成。甲状腺滤泡大小不等,由滤泡上皮细胞围成,滤泡腔内充满均质嗜酸性的胶质。滤泡上皮多为单层立方上皮,其形态可随功能状态的不同而发生变化,功能活跃时,上皮细胞增高,腔内胶质减少;反之,上皮细胞变扁平,腔内胶质增多。

电镜下,滤泡上皮细胞游离面有微绒毛、胞质内有较发达的粗面内质网和较多的线粒体。高尔基复合体位于核上区,溶酶体散在胞质中。细胞顶部胞质内有大小和电子密度都不同的小泡,有的是含甲状腺球蛋白的分泌颗粒,有的是从滤泡腔重吸收的胶质小泡。滤泡上皮细胞基底面有完整的基膜,邻近的结缔组织内富含有孔毛细血管和毛细淋巴管。

2. 滤泡旁细胞

滤泡旁细胞单个或成群地分布于滤泡之间,或者分布于滤泡上皮细胞之间。胞体稍大,在 HE 染色标本上胞质着色略淡,用银染法可见胞质内有嗜银分泌颗粒。

(五)甲状腺的内分泌功能

1. 甲状腺激素作用机制

尽管甲状腺 TH 为胺类激素,但由于其亲脂性特征,首先通过细胞膜进入细胞内,与核内甲状腺素受体结合,发挥其生物学作用。TR(为对甲状腺结的良、恶性评价思路)对 T3 的亲和力为 T4 的 10 倍以上。TR 由 401～514 个氨基酸残基组成,其分子量为 45～58kD,人类有 TRα 和 TRβ 两种受体,前者主要参与调节能量代谢和心功能,特别与脑发育等相关,而后者主要参与调节肝功、TH 反馈调节等。TR 与其他核转录因子家族成员类似,也可以与其他转录因子结合共同调节靶基因。TR 存在于核内,即使尚未与 T3 结合,也与 DNA 分子的甲状腺激素反应元件片段结合,使相关基因处于沉默状态。当 TH 与 TR 结合时,可形成同源二聚体(TR－TR)或异源二聚体(TR－RTR,视黄酸 X 受体),可以唤醒沉默基因的表达,产生一系列生物学效应(图 6-2)。

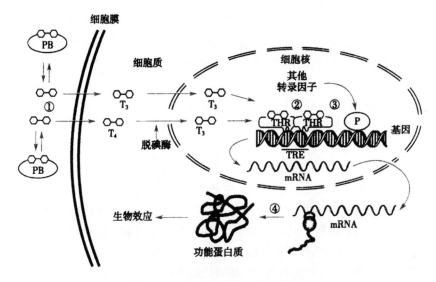

图 6-2　甲状腺激素的细胞作用机制

除了上述的基因组效应外,TH 还在心、肌肉、脂肪、垂体等组织发挥非基因组学效应。例如,TH 对离子通道功能状态、氧化磷酸化反应、葡萄糖与氨基酸转运等产生快速效应,不能用蛋白质合成来解释。然而,目前究竟通过经典的 TR,或是经过细胞膜、细胞质或细胞器等部位的高亲和力 TH 结合蛋白位点产生作用尚不清楚。

2.甲状腺激素生物作用

甲状腺激素是维持机体功能活动的基础性激素,其生物效应比较广泛,主要作用是调节物质与能量代谢,促进生长发育过程。甲状腺激素是亲脂性激素,进入细胞后可与核受体结合,影响转录过程,并经一定时间后产生一系列的生物效应。但在核糖体、线粒体及细胞膜上也发现了它的结合位点,可能对转录后的过程、线粒体的生物氧化作用及膜的转运功能均有影响。因此,甲状腺激素的生物作用机制十分复杂。

(1)促进生长发育。

对于人类和哺乳动物,甲状腺激素是维持正常生长发育不可缺少的激素,特别是对骨和脑的发育尤为重要。甲状腺激素是胎儿和新生儿脑发育的关键激素。甲状腺激素和生长激素具有协同作用,调控幼年期的生长发育。TH 刺激骨化中心的发育成熟,使软骨骨化,从而促进长骨和牙齿生长。胚胎期间 T3、T4 能促进神经元的增殖和分化,突起和突触的形成等。若胚胎期缺碘,会导致婴幼儿甲状腺激素合成不足或甲状腺功能低下;若不能补足甲状腺激素,则会患呆小病。先天性甲状腺发育不全的患儿出生时身长可基本正常,但脑发育已受累。出生 3~4 个月后,因神经系统发育障碍和长骨生长停滞,才表现出明显的智力低下,身材矮小。因此,呆小病的防治应从妊娠期开始,在缺碘地区应在妊娠期补充碘。治疗呆小病必须抓住时机,最好在出生后最初 3 个月内补足甲状腺激素。

(2)调节新陈代谢。

①能量代谢。甲状腺激素具有"产热效应",对骨骼肌、心肌、肝、肾等的作用十分显著,但对脑、脾、睾丸无明显影响。甲状腺激素可提高绝大多数组织的耗氧量,增加产热。应用哇巴因可消除甲状腺激素的产热效应,提示甲状腺激素的产热效应与 Na^+,K^+-ATP 酶活性升高有关。甲状腺激素增多时,常同时刺激同一代谢途径的合成酶和分解酶活性,导致无益的消耗,从而增加产热量。

甲状腺功能亢进时,产热量增加,基础代谢率可提高 60%~80%,患者喜凉怕热,多汗,耐热力下降;而甲状腺功能低下时,产热量减少,基础代谢率显著降低,患者喜热恶寒,耐寒力下降。以上两种情况患有均无法较好地适应环境温度的变化。

②物质代谢。甲状腺激素对物质合成代谢和分解代谢的影响比较复杂,总体来讲,生理水平的甲状腺激素对糖、蛋白质、脂肪的合成和分解代谢均有调节作用,而大剂量的甲状腺激素则对分解代谢的促进作用更为明显。

(3)影响器官系统功能。

①心血管系统。甲状腺激素可使心肌收缩力增强,心率增快,血管平滑肌舒张。T3 和 T4 能增加心肌细胞膜上 β 受体的数量,提高儿茶酚胺的亲和力,促进心肌细胞 Ca^{2+} 释放,使心率加快,心肌收缩力增强,增加心输出量及心脏做功,心肌耗氧量增加。甲状腺功能亢进的患者则可出现心动过速、心脏扩大、心律失常乃至心力衰竭。甲状腺激素可以直接或间接地引起血管平滑肌舒张,外周阻力降低,舒张压降低。因此,甲状腺功能亢进的患者脉压常增大。

②神经系统。甲状腺激素不仅可以促进神经系统的发育成熟,还可提高成人中枢神经系统的兴奋性。甲状腺功能亢进的患者多表现出注意力不集中,喜怒无常,烦躁不安,失眠多梦及肌肉纤颤等症状。甲状腺功能低下的患者则表现出记忆力减退,表情淡漠及嗜睡,言行迟钝等症状。

③其他。甲状腺激素可促进消化道的运动和消化腺的分泌。甲状腺功能亢进的患者,胃肠蠕动加速,胃排空速度快,可出现腹泻;甲状腺功能低下的患者,则可出现腹胀和便秘。

3.分泌的调节

甲状腺功能活动主要受下丘脑分泌的 TRH 和腺垂体分泌的 TSH 的调节,形成了下丘脑—腺垂体—甲状腺轴调节系统,对血液中保持 TH 水平相对恒定起着关键性作用。神经、免疫系统也可调节 TH 分泌,此外甲状腺还可进行一定的自身调节。

(1)下丘脑—腺垂体—甲状腺轴的调节。

下丘脑—腺垂体—甲状腺轴调节系统是调节甲状腺分泌的最直接、最重要的调节系统(图 6-3)。下丘脑合成和分泌的 TRH 作用于腺垂体合成和分泌 TSH,而 TSH 作用于甲状腺合成和释放 TH,同时血液中的 TH 可以反馈性抑制 TRH 和 TSH 分泌,TSH 也反馈地抑制 TRH 分泌。这种反馈调节系统能有效地控制血液中 TH 水平的相对恒定。

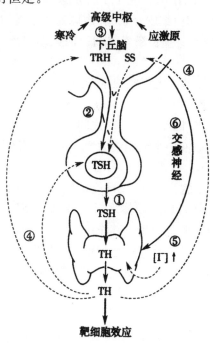

图 6-3　下丘脑—腺垂体—甲状腺轴及甲状腺激素分泌的调节

①下丘脑对腺垂体功能的调节。下丘脑的室旁核和视上核的肽能神经元分泌的 TRH 经垂体门脉系统至腺垂体,调节腺垂体 TSH 细胞合成和分泌活动,如一

分子 TRH 可使千余分子 TSH 释放。TRH 一方面刺激储存的 TSH 释放,另一方面激活靶基因促进 TSH 的合成。TRH 主要通过 G 蛋白偶联受体激活 PLC/IP$_3$/Ca^{2+}/PKC 增强基因转录过程,引起 TSH 的快速和持久的释放。除此之外,TRH 通过对 TSH 的糖基化,保证 TSH 完整的生物学活性。

在下丘脑产生的生长抑素与多巴胺可以通过垂体门脉系统至腺垂体,抑制腺垂体合成和分泌 TSH,与 TRH 抗衡。

下丘脑 TRH 神经元可接受多种神经纤维的支配,如以儿茶酚胺、瘦素、神经肽 Y、生长抑素等为递质的纤维。不同的神经纤维和递质具有不同的作用和意义,如瘦素可以刺激 TRH 分泌,最终促进 TH 分泌,通过增加能量代谢以维持机体的能量平衡。环境因素与 TRH 神经元活动联系起来,使 TRH 的分泌增加,最后影响甲状腺的分泌活动。例如,寒冷刺激到达中枢后,通过一定的神经联系使 TRH 分泌增多,继而通过 TSH 的作用促进 TH 的分泌,导致产热量增加,有利于御寒。此外,有些免疫相关因素,如白细胞介素、肿瘤坏死因子等可以通过刺激儿茶酚胺释放间接兴奋 TRH 神经元。生长激素、生长抑素、多巴胺、5-羟色胺、阿片肽等抑制 TRH 分泌。

②TSH 对甲状腺的调节。促甲状腺激素细胞分泌的促甲状腺激素是由 α 和 β 两个亚单位组成的异二聚体糖蛋白,相对分子质量为 28 000。人的血清 TSH 水平在睡眠后开始增加,晚 23 时至凌晨 4 时之间达最大值,而后逐渐下降,上午 9 时至 12 时之间达最低值。血液中半衰期约为 30 min。TSH 是机体调节甲状腺功能活动的关键激素。

TSH 与甲状腺滤泡细胞膜上的 TSH 受体结合后,通过 C 蛋白激活全面促进甲状腺功能活动。实验表明,切除垂体之后,血液中 TSH 迅速消失,甲状腺发生萎缩,甲状腺激素合成分泌明显减少。其作用主要包括两个方面:一是促进甲状腺激素的合成与分泌;二是维持甲状腺滤泡细胞的生长发育,通过刺激滤泡上皮细胞内核酸与蛋白质的合成,刺激甲状腺滤泡细胞增生,腺体增大。

此外,雌激素可增强促甲状腺激素细胞对 TRH 的反应性;生长激素与糖皮质激素则可抑制 TSH 的分泌。

③TH 的反馈调节。血中游离的 TH 水平,对 TSH 的分泌具有经常性的反馈调节作用。当血液中 T4、T3 浓度升高时,TSH 的合成与分泌减少,T4、T3 的释放也随之减少;反之则增多。TH 反馈调节腺垂体 TSH 细胞对 TRH 的敏感性以及 TSH 的合成和分泌。例如,TSH 细胞内仍水平升高时,TSH 细胞的 TRH 受体表达下调,TSH 对 TRH 的敏感性下降。另一方面,T3 与 TH 受体结合抑制 TSH

的 α 和 β 亚单位基因转录和合成。血液中游离 TH 对下丘脑 TRH 的分泌也有反馈调节作用,如高浓度 T3 可以直接抑制 TRH 前体基因转录,从而抑制 TRH 的合成。当饮食中缺碘引起 T4、T3 合成减少时,对 TSH 分泌的负反馈作用减弱,TSH 分泌量增多。TSH 将刺激甲状腺细胞的增生,而导致甲状腺肿大,常称之为地方性甲状腺肿或单纯性甲状腺肿。

(2)自身调节。

甲状腺可根据血碘水平而调节聚碘及合成甲状腺激素的能力,称为甲状腺功能的自身调节。在一定范围内,随血碘浓度的增加,T4 与 T3 的合成有所增加,但当碘供应量过多时,甲状腺聚碘能力下降。若血碘浓度达 10 mmol/L 时,甲状腺聚碘作用完全消失。过量碘抑制甲状腺激素合成的作用,称为碘阻滞效应。临床上常用过量碘所产生的抗甲状腺作用来处理甲状腺危象和甲状腺手术的术前准备。

(3)神经调节。

甲状腺也受自主神经的支配,当交感神经兴奋时可促进 TH 分泌,但副交感神经兴奋对 TH 分泌的直接效果暂不清楚。下丘脑—腺垂体—甲状腺轴的主要功能是维持各级激素效应的相对稳态,而交感神经—甲状腺轴则在应急状态,即内外环境急剧变化时保证机体所需的 TH 的水平。副交感神经—甲状腺轴可能是对甲状腺分泌过多情况的抗衡性调节。另外,支配甲状腺的自主神经也可以通过调节甲状腺的血流量来影响其功能。

甲状腺功能与免疫功能也有密切的关系。例如,B 淋巴细胞可以产生 TSH 受体抗体,此抗体可以激活或阻断 TSH 的作用。在自身免疫性甲状腺疾病中,当激活性 TSHR-Ab 增加可以导致自身免疫性甲亢(Graves),而阻断性 TSHR-Ab 增加时可引起萎缩性甲状腺炎。

二、甲状旁腺

甲状旁腺(图 6-4)系上、下两对相当于黄豆大小的内分泌腺,呈棕黄色,扁椭圆形,上一对多位于甲状腺侧叶后面的上、中 1/3 交界处,下一对常位于甲状腺下动脉附近。甲状旁腺一般附于甲状腺侧叶后面的纤维囊内,有时也可埋没于甲状腺组织内,加之的体积本来就很小,颜色对比度并不明显,进行甲状腺手术时,一定要认真寻找,避免误切甲状旁腺而导致后遗症。

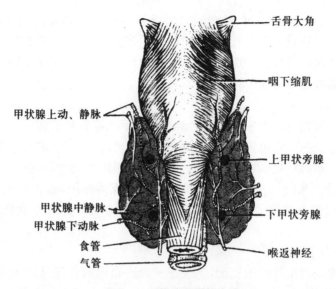

图 6-4　甲状腺和甲状旁腺

舌骨大角

咽下缩肌

甲状腺上动、静脉

上甲状旁腺

下甲状旁腺

甲状腺中静脉

甲状腺下动脉

食管

气管

喉返神经

　　甲状旁腺分泌甲状旁腺素,参与调节机体内钙和磷的代谢,维持血钙平衡。甲状旁腺分泌不足时,可引起血钙浓度下降,出现手足抽搐,严重时可导致死亡,故临床上务必采取正确的补钙措施。甲状旁腺素分泌亢进时,可致骨质过度地被吸收,易引起骨质疏松症而导致骨折。

　　甲状旁腺表面包有薄层结缔组织被膜,实质内腺细胞排列成团索状,间质中富含有孔毛细血管及少量结缔组织。腺细胞包括主细胞和嗜酸性细胞两种。

　　主细胞(chief cell)呈圆形或多边形,细胞核圆,位于细胞中央,HE 染色标本中胞质着色浅。电镜下,胞质内粗面内质网较多,高尔基复合体较发达,并有膜被颗粒,还有一些糖原和脂滴。

　　嗜酸性细胞单个或成群分布于主细胞之间。细胞较大,细胞核小,染色深,胞质中充满嗜酸性颗粒。电镜下观察到这些颗粒是密集的线粒体,细胞内其他细胞器并不发达。嗜酸性细胞在儿童 7～10 岁时出现,随年龄增长而增多,但其功能仍不清楚。

第二节　肾上腺

（一）位置与形态

肾上腺是人体重要的内分泌腺之一，呈黄色，前后扁平，左右各一，成人每个肾上腺约长 5 cm，宽 3 cm，前后径 1 cm，重约 5 g。左肾上腺近似半月形，右肾上腺呈三角形（图 6-5）。它们分别位于左、右肾上极的上内方，包裹在肾前、后筋膜围成的肾旁间隙内。肾上腺有独立的纤维囊和脂肪囊，故肾下垂时肾上腺不随之下降。肾上腺的前面有不太明显的肾上腺门，是血管、神经和淋巴管进出之处。肾上腺实质分为浅部的皮质和深部的髓质两部分。

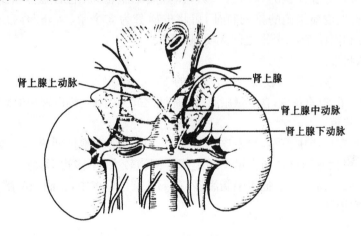

图 6-5　肾上腺

（二）毗邻

右肾上腺前为下腔静脉，外侧为肝右叶后部，后上为右肾上极，内侧为右膈肌脚。左肾上腺内侧为左膈肌脚，后外为左肾上极，前面的毗邻较为复杂。80％的左肾上腺前面为胰、脾动脉、脾静脉，其余 20％为胃、网膜囊、脾。

（三）血管

1.动脉

肾上腺的动脉有 3 个来源：①由腹主动脉发出的肾上腺中动脉；②由膈下动脉发出的肾上腺上动脉；③由肾动脉发出的肾上腺下动脉。这些动脉的分支互相吻合。

2.静脉

肾上腺的静脉左侧汇入左肾静脉，右侧汇入下腔静脉。

（四）微细结构

1.皮质

皮质占肾上腺体积的 80％～90％，由皮质细胞、窦状毛细血管和少量结缔组织构成。根据皮质细胞的排列特征，可将皮质分为 3 个带，从外向内依次为球状带、束状带和网状带，3 个带之间无明显界限。

（1）球状带。

球状带紧靠被膜下，较薄，约占皮质的 15％。细胞较小，排列呈球、团状。细胞核小而染色深，胞质较少，含少量脂滴。细胞团之间为窦状毛细血管和少量结缔组织。

（2）束状带。

束状带在皮质中最厚，约占皮质的 78％。束状带细胞排列成单行或双行细胞索，索间为窦状毛细血管和少量结缔组织。细胞较大，呈多边形，细胞核圆，较大，着色浅，胞质丰富。由于胞质中脂滴多，在 HE 染色标本中，脂滴被溶解，故胞质染色浅而呈空泡状。

（3）网状带。

网状带位于皮质最内层，紧靠髓质，约占皮质的 7％。细胞排列成索状，并相互吻合成网，网间为窦状毛细血管和少量结缔组织。网状带细胞较小，形态不规则。细胞核也小，染色深，胞质嗜酸性，内含少量脂滴和较多脂褐素。

肾上腺皮质细胞都具有类固醇激素分泌细胞的超微结构特点，网状带细胞含有更为典型的管状嵴线粒体。

2.髓质

髓质位于肾上腺的中央，主要由排列成索或团的髓质细胞组成，细胞间为窦状毛细血管和少量结缔组织,髓质中央有中央静脉,有少量交感神经节细胞分散地分布于髓质内。

髓质细胞较大,呈多边形,在用含铬盐的固定液固定的标本中,其胞质内呈现出黄褐色的嗜铬颗粒,这是由颗粒中的儿茶酚胺经氧化聚合所致,故髓质细胞又称嗜铬细胞。电镜下,嗜铬细胞具有分泌含氮激素细胞的超微结构特征,即含有粗面内质网、发达的高尔基复合体和丰富的膜被分泌颗粒(嗜铬颗粒)。根据颗粒中所含物质的不同,嗜铬细胞可分为两种:一种为肾上腺素细胞,其膜被颗粒中致密核心电子密度低,这些细胞数量较多,约占髓质细胞的 80%以上;另一种为去甲肾上腺素细胞,其膜被颗粒中致密核心电子密度高。

第三节　垂体

一、位置和形态

垂体(hypophysis)位于颅底的垂体窝,椭圆形,约 0.5g,女性略大于男性,在妊娠时可达 1g。垂体是机体最重要的内分泌腺(图 6-6)。

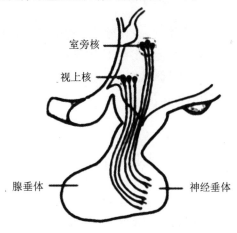

图 6-6　垂体(矢状切面)

二、结构和功能

垂体由腺垂体(adenohypophysis)和神经垂体(neurohypophysis)两部分组成。腺垂体分为远侧部、结节部和中间部；神经垂体分为神经部和漏斗。腺垂体远侧部称为垂体前叶，中间部和神经部称为垂体后叶(图 6-7)。

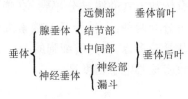

图 6-7　垂体的结构

(一)腺垂体

腺垂体主要结构为远侧部和结节部，约占垂体体积的 75%，细胞排列呈索状或团状，细胞索之间有丰富的窦状毛细血管。根据 HE 染色性质可分为嗜酸性细胞、嗜碱性细胞和嫌色细胞 3 种。

1.嗜酸性细胞(oxyphil cell)

嗜酸性细胞约占 40%，胞体大，呈圆形或多边形，胞质内充满粗大的嗜酸性颗粒。嗜酸性细胞又分为两种细胞：①生长激素细胞，数量较多，分泌生长激素(growth hormone,GH)；②催乳激素细胞，女性较多，在分娩前期和哺乳期功能旺盛，分泌催乳激素(prolactin,PRL)。

(1)生长激素(GH)。

①GH 的生理作用。

a.促进机体各组织生长发育，尤其是骨骼、肌肉及内脏的生长发育。人幼年期 GH 分泌不足，将出现生长停滞、身材矮小等症状，称为侏儒症(dwarfism)。GH 对脑的发育影响不大，因此侏儒症患者一般智力正常。幼年期 GH 分泌过多可患巨人症(gigantism)。成年人骨骺已闭合，GH 分泌过多不能促进长骨生长，只能使软骨成分较多的手足、肢端短骨、面骨及其软组织异常生长，导致手足粗大、鼻大唇厚、下颌突出等，称为肢端肥大症(acromegaly)。

b.GH 可广泛影响骨、肌肉、软骨、心、肝、肾、肺、肠、脑及皮肤等组织的代谢，促进蛋白质的合成和脂肪的分解。GH 可抑制外周组织摄取与利用葡萄糖,从而提高血糖水平。GH 分泌过多的患者(如巨人症、肢端肥大症患者)多伴有高血糖。

②GH 分泌的调节。

a. 下丘脑分泌的生长激素释放激素(growth hormone releasing hormone,GHRH)促进腺垂体分泌 GH,而生长抑素(growth hormone inhibiting hormone,GHRIH)则抑制生长激素的分泌。

b. 血中糖、氨基酸与脂肪酸均可影响 GH 的分泌,其中以低血糖对 GH 分泌的刺激作用最强。血中氨基酸与脂肪酸增多,也可促进 GH 分泌。一般认为,低血糖对 GH 分泌的刺激作用是通过促进下丘脑的 GHRH 分泌来实现的。

c. 慢波睡眠时期,GH 分泌增加,进入慢波睡眠约 60min 为 GH 分泌高峰;而异相睡眠时期,GH 分泌减少。

d. 运动、应激刺激、甲状腺激素、雌激素与睾酮均能促进 GH 分泌。

(2)催乳激素(PRL)。

①PRL 的生理作用。

a. 促进乳腺发育,引起并维持泌乳。女性青春期乳腺的发育主要由雌激素刺激,孕激素、生长素、糖皮质激素、甲状腺激素及 PRL 也起着重要作用。在妊娠期,较高水平的雌激素、孕激素和 PRL 使乳腺进一步发育。此时的乳腺具备泌乳能力但不泌乳,因为高浓度的雌激素、孕激素抑制了 PRL 的泌乳作用。分娩后,雌激素、孕激素水平明显降低,PRL 才能发挥始动和维持泌乳作用。婴儿吸吮乳头反射性引起 PRL 大量分泌。

b. PRL 对卵巢黄体功能与性激素合成有一定作用。小剂量 PRL 能促进排卵和黄体生长,并刺激雌激素、孕激素分泌。大剂量 PRL 则抑制雌激素、孕激素分泌。闭经溢乳综合征的特征为闭经、溢乳与不孕,患者一般雌激素水平较低,而PRL 浓度却异常增高。在男性,PRL 可促进前列腺和精囊腺的生长,促进睾酮合成。

c. PRL 参与应激反应。在应激状态下,血中 PRL 往往与促肾上腺皮质激素(ACTH)和 GH 的浓度一起增高,应激刺激停止数小时后才逐渐恢复到正常水平。

②PRL 分泌的调节。下丘脑分泌的催乳素释放因子(PRF)促进腺垂体分泌PRL,而催乳素释放抑制因子(PIF)则抑制 PRL 的分泌。婴儿吸吮乳头刺激乳母PRL 分泌,即通过 PRF 实现。

2.嗜碱性细胞(basophil cell)

嗜碱性细胞数量较少,胞体大小不一,呈椭圆形或多边形,胞质内充满嗜碱性颗粒。嗜碱性细胞分为3种细胞:①促甲状腺激素细胞,分泌促甲状腺激素(thyroid stimulating hormone,TSH);②促肾上腺皮质激素细胞,分泌促肾上腺皮质激素(adreno cortico tropic hormone,ACTH)和促脂解素(1ipotropin);③促性腺激素细胞,分泌促卵泡激素(follicle stimulating hormone,FSH)和黄体生成素(luteinizing hormone,LH)。

TSH、ACTH、FSH和LH合称促激素,其靶器官均为内分泌腺或组织。促激素一方面可促进靶腺的生长发育,同时也可促进靶腺分泌。例如,ACTH可促进肾上腺皮质束状带生长,并促进糖皮质激素的分泌。

3.嫌色细胞(chromophobe cell)

嫌色细胞约占50%,胞体较小,可能是脱颗粒的嗜酸性细胞、嗜碱性细胞,或是未分化的贮备细胞,能分化成其他腺细胞。

(二)神经垂体

神经垂体由大量无髓神经纤维、垂体细胞和有孔毛细血管构成。无髓神经纤维由下丘脑视上核和室旁核的神经内分泌细胞的轴突构成,形成神经束,经漏斗进入神经部。视上核和室旁核内的神经内分泌细胞胞质中有颗粒,这些颗粒沿轴突运输至神经部,在神经部中颗粒聚集成团,光镜下呈均质状嗜酸性小体,称为赫林体(Herring body)。颗粒内的激素以胞吐方式释放入毛细血管,可见神经垂体本身无内分泌功能,只是储存和释放视上核和室旁核所分泌的激素。视上核和室旁核的神经内分泌细胞合成抗利尿激素(antidiuretic hormone,ADH)和催产素(oxytocin,OXT)。

1.抗利尿激素

ADH又称血管升压素(VP)。生理剂量的ADH主要促进肾远曲小管和集合管重吸收水,使尿液浓缩。但在大失血等情况下,血中ADH浓度明显升高,可表现出一定缩血管作用。

2. 催产素

(1)生理作用。

OXT 可促进哺乳期乳腺排出乳汁,刺激有孕子宫收缩。雌激素可增加子宫对催产素的敏感性,而孕激素的作用则相反。

(2)分泌调节。

①吸吮可刺激乳头中丰富的感觉神经末梢,反射性引起下丘脑分泌和神经垂体释放 OXT,从而导致乳汁排出,称为射乳反射。焦虑、烦恼、恐惧和不安都可抑制 OXT 分泌,抑制乳母排乳。以射乳反射为基础可建立条件反射,如母亲见到婴儿或听到其哭声均可引起射乳。

②在临产或分娩时,子宫和阴道受到压迫和牵拉可反射性引起催产素的分泌释放,加强子宫收缩。在临床上催产素通常用于诱导分娩,预防或控制产后出血。

参考文献

[1]白波.生理学[M].北京:人民卫生出版社,2009.

[2]柏树令.系统解剖学[M].北京:人民卫生出版社,2008.

[3]曹述铁,易德宅,周国兴.人体解剖学[M].郑州:河南科学技术出版社,2007.

[4]陈学洪,李启华,李剑.系统解剖学[M].北京:中国医药科技出版社,2014.

[5]陈幽婷,王德广.人体系统解剖学[M].上海:第二军医大学出版社,2015.

[6]迟焕芳.人体解剖学[M].北京:高等教育出版社,2010.

[7]楚德昌.人体解剖生理学[M].北京:化学工业出版社,2009.

[8]崔慧先.系统解剖学[M].北京:人民卫生出版社,2008.

[9]崔珊珊,蒋大鹏.中国古代人体解剖学的发展[J].中医研究,2015,28(1):
   11-12.

[10]丁文龙.系统解剖学[M].北京:人民卫生出版社,2009.

[11]丁自海.人体解剖学[M].北京:中国科学技术出版社,2007.

[12]盖一峰,崔言举.人体解剖学[M].北京:中国中医药出版社,2010.

[13]高平蕊.人体解剖生理学[M].西安:第四军医大学出版社,2007.

[14]高秀来.系统解剖学[M].北京:北京大学医学出版社,2012.

[15]龚云.人体解剖学发展的分期研究[J].西北成人教育学报,2007(2).

[16]郭少三.人体解剖生理学[M].北京:人民卫生出版社,2009.

[17]郭兴,李有秋,刘文国.人体解剖学[M].西安:世界图书出版公司,2008.

[18]韩永坚.系统解剖学[M].杭州:浙江科学技术出版社,2007.

[19]何辉,金国华,吕广明.人体解剖学教学的发展趋势探讨[J].教育现代化,
   2017,4(33).

[20]黄彬,谢志强,黄巨恩.护理专业人体解剖学教学探讨[J].卫生职业教育,
   2008,26(3):96-98.

[21]黄文华,张雁儒,赵志军.系统解剖学[M].北京:科学出版社,2017.

[22]黄秀峰,张辉等.人体解剖学[M].南京:江苏科学技术出版社,2014.

[23]季常新.人体解剖生理学[M].北京:科学出版社,2009.

[24]江会勇.人体解剖学考试指南[M].上海:复旦大学出版社,2007.

[25]黎晖.浅谈人体解剖学的学习方法[J].解剖学研究,2014,36(4):311—312.

[26]李金钟.人体解剖学[M].北京:人民卫生出版社,2008.

[27]李卫东.基础医学概论[M].北京:科学出版社,2010.

[28]李玉林.病理学[M].北京:人民卫生出版社,2008.

[29]李云庆.人体解剖学[M].西安:第四军医大学出版社,2010.

[30]李志强.人体解剖学[M].北京:中国科学技术出版社,2007.

[31]刘桂萍,任传忠.人体解剖学[M].郑州:河南科学技术出版社,2009.

[32]刘桂萍.护理应用解剖学[M].北京:人民卫生出版社,2010.

[33]刘延潇.浅析人体内分泌系统对维护身体健康的作用[J].现代医学与健康研究电子杂志,2017,1(8):169.

[34]罗秀成,王志荣.人体解剖学[M].北京:世界图书出版公司,2009.

[35]马大军.人体解剖学[M].北京:中国协和医科大学出版社,2008.

[36]马永贵.人体解剖学和组织胚胎学[M].武汉:华中科技大学出版社,2013.

[37]毛三列.人体解剖学[M].武汉:武汉大学出版社,2013.

[38]米志坚.临床解剖学基础[M].天津:天津科技翻译出版公司,2009.

[39]米志坚.系统解剖学[M].北京:军事医学科学出版社,2012.

[40]潘三强,宿宝贵.人体解剖学[M].广州:暨南大学出版社,2010.

[41]饶利兵,董占奎,彭湃.人体解剖学[M].北京:北京大学医学出版社,2011.

[42]史宇涵.人体解剖学[M].沈阳:东北大学出版社,2016.

[43]苏传怀.人体解剖学[M].南京:东南大学出版社,2011.

[44]涂腊根,夏克言,郑德宇.人体解剖学[M].武汉:华中科技大学出版社,2010.

[45]汪华侨.功能解剖学[M].北京:人民卫生出版社,2013.

[46]王海杰.人体系统解剖学[M].上海:复旦大学出版社,2015.

[47]王怀生.解剖学基础[M].北京:人民卫生出版社,2008.

[48]王维智.解剖生理学基础[M].北京:人民卫生出版社,2008.

[49]王效杰,徐国成. 人体解剖学[M]. 北京:中国医药科技出版社,2015.

[50]文乐军,刘万胜,周启良. 人体解剖学[M]. 北京:北京大学医学出版社,2007.

[51]吴洪海. 人体解剖学[M]. 北京:科学出版社,2016.

[52]席焕久. 新编人体解剖学[M]. 北京:人民军医出版社,2008.

[53]徐达传. 系统解剖学[M]. 北京:高等教育出版社,2012.

[54]徐飞. 系统解剖学[M]. 北京:清华大学出版社,2007.

[55]徐帅,李世昌,方幸. 运动与骨内分泌系统研究进展[J]. 体育学刊,2017,
    24(3):139-144.

[56]杨茂. 系统解剖学[M]. 北京:中国中医药出版社,2008.

[57]杨壮来,王滨. 人体解剖学[M]. 北京:人民军医出版社,2012.

[58]杨壮来,武秋林. 人体解剖学[M]. 北京:人民军医出版社,2011.

[59]易西南. 人体解剖学[M]. 北京:中国医药科技出版社,2010.

[60]易西南. 人体解剖学实践[M]. 海口:海南出版社,2007.

[61]于恩华,李静平. 人体解剖学[M]. 北京:北京大学医学出版社,2008.

[62]余彦,戈果. 系统解剖学[M]. 北京:科学技术文献出版社,2014.

[63]袁琼兰. 人体解剖学[M]. 南京:南京大学出版社,2014.

[64]岳利民. 人体解剖生理学[M]. 北京:人民卫生出版社,2007.

[65]臧卫生. 人体解剖学[M]. 郑州:郑州大学出版社,2009.

[66]张朝佑. 人体解剖学[M]. 北京:人民卫生出版社,2009.

[67]张德兴. 人体结构生理学[M]. 北京:中国医药科技出版社,2006.

[68]张红旗. 系统解剖学[M]. 上海:复旦大学出版社,2015.

[69]张江涛. 人体解剖与组织胚胎学[M]. 西安:第四军医大学出版社,2009.

[70]张立忠. 系统解剖学[M]. 长春:吉林大学出版社,2012.

[71]张宪涛. 人体解剖学[M]. 济南:济南出版社,2006.

[72]张雅芳. 人体解剖学[M]. 长春:吉林科学技术出版社,2009.

[73]郑黎明. 人体解剖学[M]. 上海:复旦大学出版社,2008.

[74]郑玉涛. 人体解剖学[M]. 北京:北京大学医学出版社,2010.

[75]朱长庚. 神经解剖学[M]. 北京:人民卫生出版社,2009.

[76]朱大诚. 生理学实验教程[M]. 北京:人民军医出版社,2009.

[77]朱大年. 生理学[M]. 北京:人民卫生出版社,2013.

[78]朱启文. 生理学[M]. 北京:科学出版社,2012.

[79]邹锦慧,刘树元. 人体解剖学[M]. 北京:科学出版社,2006.